原來我有自閉症

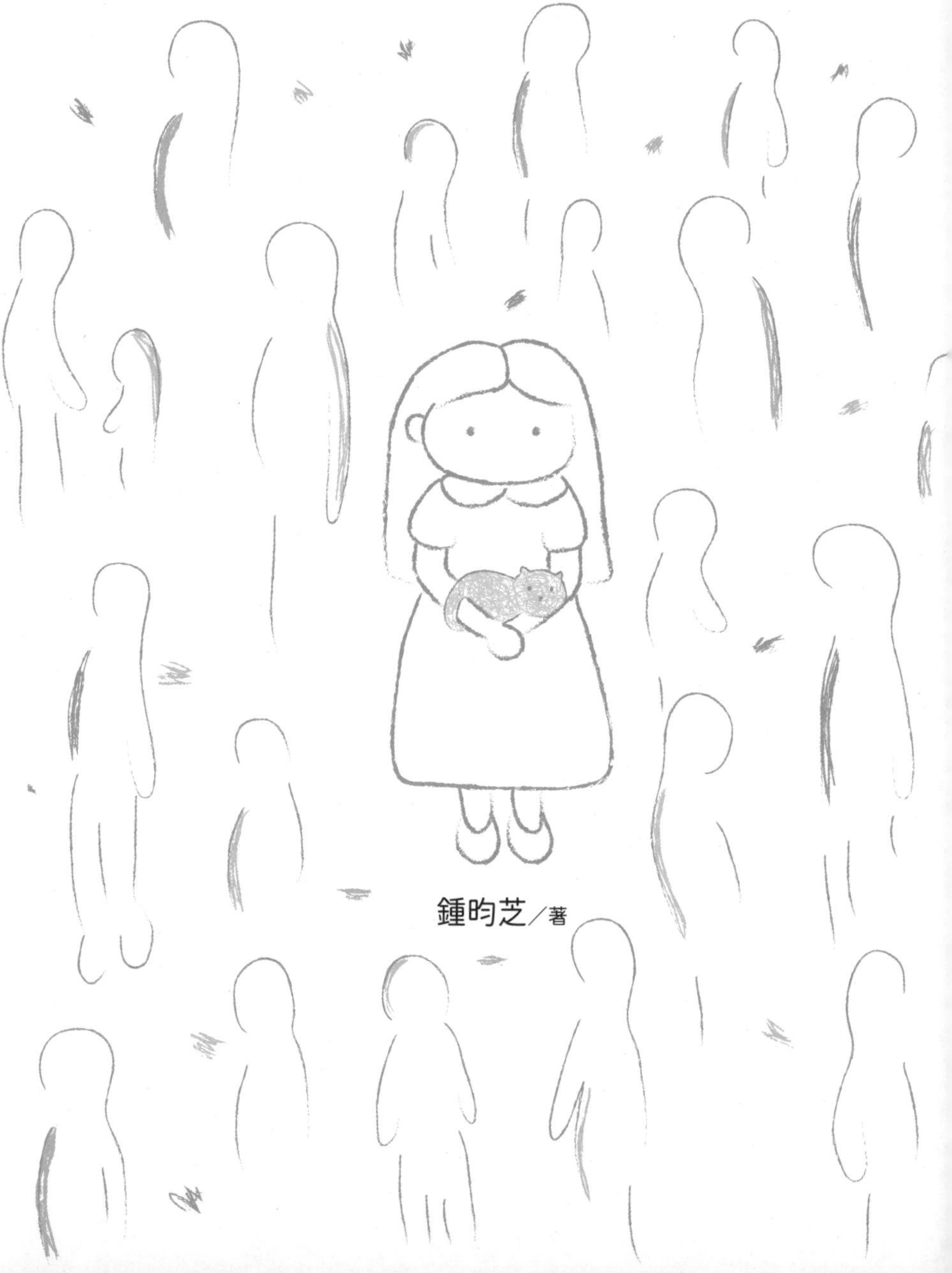

鍾昀芝／著

推薦序 # 因理解，而放下，而海闊天空

李佳燕醫師

這是一個多樣化的世界，種族多樣化、宗教信仰多樣化、性別多樣化，當然神經與人的特質也是多樣化。

世界承載如此眾多的多樣化，卻不一定能全部包容，尤其世界被人類長期形塑，注入了繁複龐大的人為因子之後，成為僅適合多數樣貌的人生存的社會，而多樣化裡的少數，在人群與人造環境中，則顯得格格不入，而顯困窘。

屬於神經多樣化自閉症光譜系列的亞斯伯格症候群，即是其一。這類型的自閉症光譜，近幾年越來越被關注，尤其有名人加持之後。

自小，昀芝因為父母親工作的關係，必須一再遷徙，住家和學習環境經常變遷的成長過程，對於孩子從小建立與他人穩定信任關係的能力養成，學習如何與同年齡層的孩子間的人際互動，本就是一個強烈的不利因素。

要建立穩定持久的同儕友誼關係，對於有自閉症特質的人而言，已是困難，加上昀芝有屬於藝術家的纖細敏感特質，對於許多情境，有她異於常人的觀察與感觸，卻容易造成不了解的人誤會的解讀。

中學生階段的霸凌方式，有很大的性別差異，男性經常是直接拳打腳踢，女性則常以冷暴力、排擠的方式呈現。昀芝本人秀麗高挑的外貌，在女性的團體中，不一定吃香，有時反而容易惹來其他女性的排擠心態。

成長過程中，昀芝不缺經濟的支持，缺乏的卻是金錢買不到的親情。當我讀到她中學時，獨自一人在外居住，上學時，沒有朋友可以聊天；放學回到家，面對只有自己一個人居住的房子，整天的苦楚，無人可傾吐，無處可發洩，所有的一切，都得自行承擔，身為人母的我，心疼不忍至極。

父母離異又是另一個情感關係的改變，而且是極度巨大的改變。昀芝在孤獨中，飽嚐親情的疏離，毫無心理準備，也沒有人關注到身為離婚父母的兒女，滿腔的無助和惶惑不安。

如此多重的情感重挫，幸好，進入成人世界之後，昀芝遇到一位既懂她又充滿耐心的男人。

我們看到因為先生的出現，昀芝原本充滿挫折的人生，有了美好的轉折。先生是昀芝的翻譯機，幫助昀芝理解一般人所說的話，不一定如字面所表達，一般人表面的反應，其實內在真正的涵義是什麼？而先生為了愛，也努力進入愛妻奇妙的感情世界。

正如書中所言，台灣非常欠缺神經多樣化裏，各種光譜系列的本人，自身所做的敘述書寫，倒是有許多「他人」，包括醫師、心理師、特教老師、職能治療師，甚至家長，以旁人的角度，來描繪主角的書籍出版。

這是非常可惜的，因為再熟稔這些症狀的專家，終究是隔靴搔癢，許多細節，往往唯有本人才能表達深刻。

這也是本書珍貴之處。讀著昀芝如何從小時候的不知所措、不知所以中，慢慢靠著自我反省，找心理師協助，到先生的出現，乃至一定要到精神科醫師處，獲得一個診斷，來安置心神。

醫療的診斷，有時容易淪為一個撕不掉的標籤，尤其對年幼的孩子；不過，對於已經長大的昀芝則適得其反，她茁壯成人，她因為有了診斷而放下不解與不安，而有所歸。

這一本書，與其說是一位自閉兒的自剖過程，我以為更是一位台商之女的成長紀錄。台灣有許多台商的兒女，在台灣和中國間來來去去，卻沒有人顧及到這些孩子的人際交往與友誼的建立，有多麼困難重重，是需要多麼費心費力啊！

當作者明白了自己的特質之後，坦然與自己的特質相處，也推而理解不多話，看似無情的父親，那說不出口的愛。同樣的，希望透過這本書，讓許多惶惑不安的心靈，得以放下，而海闊天空。

序

「戴上面具吧，要出門了，可是有吵雜的聲音，沒關係，頭腦放空，眼睛放空，忍耐一下就過去了。有人在跟我說話，要認真聽！但是太認真聽了，連隔壁桌在說甚麼都聽進去了。不行，要再專注一點，要微笑，點頭表示認同，發出理解的聲音，擺出友善的姿態，講一些聽起來有意義的話。外面車子經過發出引擎聲，一道耀眼的陽光照過來了，啊！好刺眼，眼睛不舒服，有好香的咖啡味，有小鳥飛過去耶！咦？剛剛她說了些甚麼？頭腦倒帶一下剛剛的聲響，看能不能回放她說的話？不行，要認真聽啊！說話時要記得看對方的眼睛，不過到底要如何同時看兩隻眼睛呢？左眼看一秒，右眼看一秒，這樣可以嗎？還是看眉心？對方會覺得我行為舉止怪怪的嗎？我回應的話對嗎？有冒犯到對方嗎？她的臉部表情放鬆，眉毛角度呈現水平，我想她應該沒有覺得我怪異吧，應該過關了？」

我每次出門在外大腦都在瘋狂運轉，我可以看到跟聽到很多常人注意不到的細節，但所有細節都看進去了，有時候頭腦又會呈現資訊爆炸的狀態。每次只要出門太久，特別是社交過久，我就會覺得好累，甚至會出現宿醉的感覺。

「為什麼大多數人都看起來這麼從容呢？大家是如何做到的？是因為我練習的不夠嗎？還是因為我不夠聰明？為什麼常常都百般不自在呢？」我經常這樣想著。

有時候我覺得自己像一個機器人，每天都要對自己發出數百個指令才能看起來像個正常人。雖然現在隨著年紀越來越大，許多相同的指令因為執行過太多次，已經可以調整成自動駕駛模式，不用再像小時候一樣時刻繃緊神經，但偶爾遇到新的狀況我還是會當機，不確定當下應該給甚麼反應或回應才是所謂「正確」的。

可能是因為腦中要處理的資訊很多，我講話比較慢，反應也常常慢半拍，感覺就像是電腦的 CPU 時常過載，跑得卡卡的感覺。

我之前長年待在國外，有些人甚至會誤以為我是不是中文不太好所以沒聽懂？一些比較熱心的人還會好心地幫我把詞句翻成英文，但我常常只是還在思考當下該如何回應而已。

從多年失誤與失態中累積的經驗逐漸調整自己，現在我能讓自己表面上儘量看起來像個正常人了，但也因為長年演出所謂正常人的樣子，反而變成沒辦法展現與接納真正的自己，因此併發了心理疾病。我一直活在不被了解，也不了解自己的狀態中，心中常常非常痛苦卻又沒辦法清楚表達，拚命掙扎生存著，有時候甚至會非常痛恨這樣的自己。

這一切，終於在三十一歲確診自閉症後有了解答。起初我很困惑，覺得自己長得不像有自閉症的人，跟我以前在電視媒體上看到的不像。

後來，在一番瘋狂投入地調查研究之後，我發現自閉症的樣貌原來有很多種，它並不是一種單從外表就可以看出來的症狀。一般我們在媒體上看到的樣貌是屬於低功能自閉症患者，嚴重一點的甚至不會講話也不能自理生活，但他們只是這個症狀的其中一種面向。

在醫學界是這樣分辨自閉症的：低功能自閉症——智商低於七十，不能用言語溝通；高功能自閉症——智商高於七十，可以用言語溝通。不過沒有自閉症的人，智商低於七十，也是會有語言能力跟生活自理能力低落的問題，語言能力與自理能力更多是和智商高低成對比，並不是自閉症的全貌。自閉症類群障礙症更像一個光譜，有千百萬種樣貌，許多人外表看起來就跟常人一般，語言能力正常也能自理生活，有各自的興趣、個性與喜好，與所謂的正常人最大的差別是在於理解世界的方式與社交大腦發展上的不同。

在我調查研究自閉症的過程中，我也得知了其實世界上很多偉人都有同樣的症狀，或許就是症狀造成看待事情的角度不同，才能進而激發出對世界新的想像。在知道這點後我有稍微感到欣慰一些。

希望可以藉由這本書，讓更多人了解到自閉症類群障礙症的樣貌，也希望越來越多患有自閉症的人可以儘早發現到自己的狀況。越早認識到自己，就能適時地尋求幫助，接納自己的不同，並發揮自身的長處。

目錄

起因

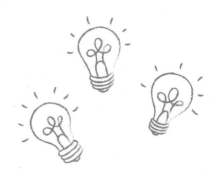

我懷疑爸爸有亞斯伯格好多年了，第一次聽到「亞斯伯格」這四個字是因為臺北市長柯文哲，那時候大概只了解到亞斯伯格是泛指高功能自閉症一個比較通俗的名稱，（亞斯伯格症這個名稱已經在二〇一二年被美國醫學會取消了，歸入到自閉症類群障礙症（Autism Spectrum Disorder），不過多數人在形容高功能自閉症時，還是習慣使用這個稱呼），那時候雖然沒有多想，但心裡有默默地猜測，我爸是不是也有同樣的症狀？

小時候跟我爸曾經很要好，但隨著我慢慢地長大，漸漸有一種說不出原因的距離感。我爸會習慣性的在頭腦裡把每一件事情精簡化，在我還小的時候，他覺得陪伴小孩很簡單，給給糖吃、帶去遊樂園玩就解決了。

隨著我年齡越大，生活經驗越加豐富及複雜，他跟我相處起來越來越不知所措。每次他打電話給我，都是說完他要講的話就掛了，連再見也不說，我也幾乎插不上一句話。當我打電話給他時，他通常聽完我要說的第一件事，就會把我的電話給掛了，如果我還有事沒講完，我就要再打一次電話，最高紀錄就是要講三件事情一共分開打了三次電話。

之後我想到一個辦法，就是在我打電話給他時，我會在開頭先說明這通電話有幾件事要說，這樣他就可以一次把話聽完。

我在學校被欺負時，我一把眼淚一把鼻涕的跟我爸訴說學校的事，他聽完後說：「爸爸說不定賺得比妳那些同學的爸爸還多，妳就好好讀書，成績比其他同學還優秀他們就看得起妳了。」我聽完後一愣一愣的，當下覺得他的話似乎有理，但又好像怪怪的，不過一下子又說不出來到底哪裡怪。

我國高中時期因為學校離家遠，一個人住在學校附近，在學校被嚴重排擠，沒有朋友，回到家家裡也空無一人，當時的我非常孤單寂寞，打電話回家父母也永遠都在忙。

有一天我終於受不了了，打電話跟我媽說：「我覺得我活不下去了！」我媽在電話那頭愣了一下，不知道該回些甚麼，就要我等她一下，她說要打電話給我爸。不久後我媽回撥電話給我，吱吱唔唔地說：「妳爸說，妳如果死了也是妳的命。」

我當下聽完覺得一陣心寒，覺得爸爸好冷血，完全不在意我。但我爸就算說了再傷人的話，他都沒有感覺，也不會覺得別人會傷心，有時候我甚至懷疑他是不是連傷心是什麼都不知道？他只會覺得他說的是「實話」，理性上來說是正確的話。

近期我跟我媽回憶起我爸的無感，她提起了一件我不記得的事，這件事她印象深刻，因為一向安靜乖巧的我在那天用力地踹了桌子，對著爸爸大聲吼叫：「你為什麼都不跟我說話！」我爸當時只冷冷地拋下了一句：「不孝！」就奪出家門。

爸媽在我快升高中的時候就離婚了，除了雙方溝通不良的問題，我爸在這段婚姻裡源源不斷的婚外情也是主因。離婚後我爸傷心落寞了一陣子，後來在他朋友的介紹下，在我大學時認識了一位新阿姨。

他在跟新阿姨交往前打了一通電話給我，我們難得地講了一個多小時，電話裡他跟我再三保證，他們都各自有小孩，不會再生小孩了，我也表示很為他開心。

過了兩年的一個農曆新年，我發現堂弟妹們開始叫那位阿姨「大伯母」，我跟我妹看了我爸微信朋友圈的文章，裡面有我爸跟阿姨的結婚喜宴照，我們才發現我爸再婚了。我跟我妹低落了一陣子，他完全沒跟我們說，但後來想想他能幸福也不錯，就沒再追究。

幾年後的一個夏天，我爸的弟弟在一個很突然的早晨心肌梗塞過世了。我叔叔是一位永遠面帶微笑的善良好人，我小時候跟這個叔叔很親，我們全家人都很想念他，那時候我爸跟阿姨剛好在臺灣。我聽到消息後隨即從臺北趕回高雄，參與喪禮籌備，我每天都去靈堂幫忙，希望能多少盡一些力。

有一天，我爸跟阿姨開車從靈堂接我回家，我坐在後座，座位旁邊有一個藍色的保溫箱。我試著不去在意這個箱子，但我的注意力一直被吸引過去，於是出於好奇我看了一下上面寫的字「某某試管嬰兒中心」。

我看到的當下非常震驚，我沒有辦法理解怎麼有人可以在這麼哀傷的氛圍中做小孩，我在車子裡情緒失控的對著我爸咆哮：「你們結婚也不跟我說，現在要做小孩也先斬後奏！」

我爸冷淡地回：「我結婚沒跟你說嗎？怎麼可能？」

我聽完更加崩潰：「沒有，你完全沒有說！你知道當你的小孩有多痛苦嗎？你怎麼忍心再殘害一個生命？你根本不遵守諾言，之前不是說保證不會再生小孩？」

回到家後我哭著跟爺爺奶奶訴說我爸的事，沒想到全家人都知道，又只有我跟我妹不知道。奶奶慌張的跟我說：「妳就讓他生吧。」

我崩潰地說：「你們不知道當他的小孩有多辛苦，他除了給我錢，對我是漠不關心。」

我轉過頭對阿姨狠狠地說：「我爸根本不會照顧小孩，在我長大的過程中，他連我學校在哪都不知道，都在外面跟別的女人在一起。」

但我說得再多，哭得再慘，撕心裂肺，全家人都用一種冷冰冰、沒有感情、空洞的眼神望著我，最後爺爺指著我說：「妳，出去！」

於是我絕望地拿著行李離開了家，連我心愛的叔叔最後的告別式都沒有參加。

離開時我覺得整顆心都死了，沒辦法理解家人為什麼這麼冷酷無感？之後的好幾個月，我跟家人完全沒有互動。

小時候很疼我的姑姑聽說狀況後，打電話來說：「我爸以前也外遇啊，我就覺得沒什麼。妳還是打電話去跟妳爸和阿姨道歉吧，阿姨說本來要給妳一棟房子，現在妳這樣他們就不給了。」

我傷心地回：「房子我不要沒關係。」

姑姑很驚訝地說：「房子你不要？」

我在電話裡流著眼淚跟姑姑說：「這是我們家的事，妳可以不用插手沒關係。」

過了約半年，我爸來臺北約我出去吃飯，我想他是希望跟我和好吧。

在他講了一些無關緊要的事以後，我說：「你真是一個很糟糕的爸爸。」

我爸頓了一下後把話題轉移，要我過年記得回家看爺爺奶奶，然後說：「對了，我這次來要順便把妳的信用卡副卡收回。」

我聽到後哽咽了一下，淚水從我眼眶中滑落，不是因為我捨不得這張卡，是因為這個舉動讓我感覺我跟我爸最後用錢維護住的情誼都要被他收回了。

我從錢包中拿出副卡交還給他。

在那之後的好幾年我跟他的關係都維持在冰點，直到後來我了解了自閉症的症狀後我們才又漸漸接納彼此。

不過我爸除了與家人奇妙的互動，與時不時令人匪夷所思的發言以外，他很盡責地扛起了一家的經濟，讓大家吃好住好，也送我出國讀書，對於這些我內心很是感激。

在我三十歲的那年，爸爸因為公司出了一些意外跟股東們大吵了一架，股東們聯合起來逼著他要賠償一件與他無關的事，我很少看到他這麼生氣。

我爸有個習慣，每年年底都要自掏腰包在臺北宴請股東們吃一頓高級料理，這個傳統應該維持了幾十年。本來以為那年大家都吵翻了，應該不會辦了吧，沒想到我爸還是照常請客，雖然來的人寥寥無幾。這件事成了我展開自閉症研究之旅的導火線，因為這實在是太令人不解了，誰會在大吵架後氣都還沒消就請對方吃飯啊？

我因此開始上網查詢亞斯伯格相關的資訊。

在臺灣能找到關於成人症狀的資料並不多，比較多還是著重於孩童的狀況，不過我運氣不錯，很快的就找到了一本《我與世界格格不入：成人的亞斯覺醒》，是目前在臺灣少數描述成人症狀的書籍。

拿到書時，我興致勃勃地想要研究我爸是否符合書中的敘述，隨手翻了幾頁後我的眼睛停在了一行字上「自閉症是會遺傳的」，隨後又看到「女生通常比男生更不容易被發現，而且在國高中時期容易被同儕排擠」。

我看到這思緒有如被閃電打到一般！

「難道我也有症狀嗎？所以我學生時期過得那麼辛苦是症狀造成的？可是這不公平啊，我根本不能選擇！」想到這，我隨即抱著書跑去找我先生哭泣。

我先生見狀緊張地安慰道：「不管有沒有症狀，妳還是妳啊，我會完全接受妳的一切。」待心情平復後，我還是決定勇敢地翻開書來看，我想知道真相，也想要更了解自己以及如果有症狀的話該怎麼處理。

我爸的確有符合書本裡描繪的特質，我先生跟我也覺得我的行為舉止滿像書中部分的描述。不過只憑書中的內容來檢視自己，感覺有點像在看星座解析，好像有說中，但又不是很確定，實在沒辦法只憑一本書來確認自己到底有沒有症狀，於是我決定求診取得專業的判斷。

得知這些資訊後，我馬上打電話給媽媽，告訴她我的懷疑，並隨即買了一本相同的書寄給她。我從小到大就時常看到爸媽在吵架，我媽曾說過我爸永遠都不會安慰她，還常常給她一種冷冷的感覺。

她看完書之後打電話給我，說她邊看邊哭，她說：「妳爸有很多方面的確就是書裡說的這樣，不過我那個年代的女性都被教育要以夫為貴，所以有時妳爸的做法明明是不對的、不合常理的，我還是會逼自己去接受，覺得理應要順從他。

妳爸跟我講話時眼睛常常不會看著我，曾經我以為這是因為他不屑我。他做事情有一堆條規一堆框架，沒依照他內心的規矩做事他會不開心，甚至會在員工面前數落我。

我覺得我怎麼做妳爸都會不滿意，曾經就因為這樣我常常在否定自己，對自己很喪氣。讀了這本書之後，發現原來當年很多事錯不在我，而且我絕對有像書中提到的，曾經因為這段婚姻而罹患過『卡珊德拉症候群』，還間接把我承受的壓力施加在孩子身上。

妳爸在外的形象非常好，很多人都誇獎他，但在家裡跟我相處是另一個模樣，我就算跟別人訴苦，也沒有人願意相信，最後連我自己也開始覺得錯是在我。當一個人說我錯的時候我還站得住腳，能分別是非，但當整個家族的人都說是我錯的時候，我就動搖了。」

在他們多年的婚姻中，我媽對於我爸曾經的行為有諸多不解，不管是跟他好好反應或是大哭大鬧的吵，我爸好像也不會有什麼感覺以及改變。但我猜我爸應該也常常不能理解我媽為什麼要生氣發脾氣，為什麼人要對事情要有情緒。

不過我媽說她完全沒想過我可能有什麼症狀，她說：「看起來漂漂亮亮的女生怎麼會聯想到有什麼自閉症呢？完全看不出來啊！雖然知道妳成長過程不順遂，但也不會往那邊想去，以前也不了解這樣的資訊。」

聽完我媽這一番話，更加堅定了我想診斷的心，我想知道答案。

求診的過程花了我足足一年的時間。

我先是去了一間主打自閉症的精神科診所求診，光是初診掛號排隊就等了三個月。

看診的當天醫生問：「妳為什麼想要診斷自閉症？」

我回答：「因為我一直覺得活在這個世界上很痛苦。」

醫生聽完後說：「成人診斷自閉症其實沒有甚麼意義，而且聽起來妳更需要心理諮商，妳會願意自費做心理治療嗎？」

我點點頭答應了。

隨後她請我寫了一份三百題的問卷後就先讓我回去了。

回診時醫生說：「從問卷的結果看來，妳患有嚴重的焦慮症和憂鬱症，建議妳先做一陣子的心理諮商。」（我後來通過大量的研究了解到，焦慮症跟憂鬱症常常是自閉症的併發症，主要是因為長期不被了解、與不了解這個世界而得之。）

我再次跟醫生重申我想診斷自閉症後她問：「妳生活上有遇到甚麼困難嗎？跟先生的相處上有問題嗎？」

因為是突如其來的問題，我沒有準備好，而且我不是很擅長口語表達，當下腦袋有點空白，我只簡短地回答：「我長久以來都有交友上的困難，婚姻上先生很包容我，所以目前沒有太大的問題。」

她聽完後又再次跟我重述：「成人診斷自閉症並沒有甚麼意義，小朋友確診後可以做早療，而且在學校還有特教班，但成人已經定型了。自閉症是一個身心障礙，會跟隨一生而且沒有辦法根治，沒有必要給自己貼一個標籤，能做的最多就是接受心理諮商。」

「好吧，看來也只能這樣了，醫生並不想幫我診斷，那就聽醫生的建議試試看吧。」我心想。隨後我到櫃臺預約心理諮商，結束了這次的看診。

說真的，我內心深處還是想要有確切的答案，但醫生都這樣說了，就只好先壓抑想要診斷的想法。

我接受了約四個月的心理諮商，幾乎每個禮拜都去報到。

過程中我非常地認真，每次諮商時我都會帶上我的小筆記本，裡面密密麻麻地寫滿了我覺得該說的事，怕不寫下來我會臨時不知道要說些甚麼。諮商結束回家後也會認真思考諮商師給的功課，我非常希望我的狀況可以得到改善。

但我似乎有點太依賴筆記本了，沒看著上面的內容就不知道要說些甚麼。諮商師在過程中一直鼓勵我不要看著筆記本講話，試著想到甚麼就說，自然的對話。這對我來說有點困難，因為平時與人對話時，當我不知道說些甚麼，我的策略就是問對方問題讓對方不停地說話，通常對方在講自己的事都可以說得津津有味，我只需要點頭微笑表示贊同就好，但在諮商時並不能這樣做。

在諮商初期，我都是講從小到大成長過程經歷過的痛苦，到比較後期我開始詢問諮商師如果遇到甚麼狀況，應該怎麼做。

我當時問諮商師：「我從英國回到臺灣後一直有個疑惑。當我在英國誇獎別人時，對方就會回我 Thank you，我覺得這就是很簡單的一件事，像一個系統一樣，誇獎別人後得到的回應就是謝謝，對方聽到讚美後也很愉悅。但在臺灣，我誇獎別人，常常聽到的回應是『沒有沒有』或『哪有，我剛剛超爛的』之類的各種不承認，有些人被誇獎後甚至還會掩面跑掉！這些都是超乎我預設的反應，漸漸的我開始害怕誇獎別人，深怕自己又會說錯甚麼。請問我該怎麼做？我真的非常困惑！」

諮商師聽完回答：「華人接受誇獎的時候，因為社會規範跟教育的關係心理上會比較複雜一點，但不管他們被誇獎完後是甚麼反應，相信他們其實都是開心的。」

這番話讓我豁然開朗，在那之後當我誇獎別人，對方給我再奇怪的反應，我都會默默跟自己說：「他很開心唷！」

之後我問諮商師要怎麼定義「說說」，因為我常常分不清楚別人說的話是認真的？還是說說而已？

我說：「我剛結婚那年的中秋節，我跟我先生在家辦了烤肉聚會，邀請好幾位朋友來參加。烤肉快結束時，其中一位朋友興奮地跑來說：『拜託你們每年都辦烤肉好不好！』我因為她這句話，真的往後年年都辦烤肉，之後的每年也都邀請她來，但她卻再也沒來過。我很疑惑地問我先生為什麼她都不來了？我先生跟我說她只是說說而已啦，不用這麼認真。但類似這樣的事真的讓我很困惑，我真的分辨不出來認真與說說而已的差別……」

諮商師回我：「有時候人在開心的當下，為了表達開心就會說出『我們下次再約』或『下次還要一起來喔』之類的話，但那只是為了表達當下很開心，像妳朋友跟妳說希望妳每年都辦烤肉，也是她當下想表達來參加你們辦的烤肉聚會很開心。但人都會有突發狀況，可能是真的想來，但因為當下忙碌有事情纏身而沒辦法赴約，因此改變了當初的想法與說詞。」

我聽完後稍微理解了一些，但我還是沒辦法清楚地分辨，我的頭腦還是會傾向照著對方話中的字面意思解讀。像「下次」這個詞對我來說也很困擾，下次到底是甚麼時候呢？幸好我現在有我先生可以問，當我又分不清別人是客套還是認真的時候，我就會轉向我先生問他對方到底是甚麼意思，通常他都可以幫我解惑。

在諮商後期，諮商師跟我說她滿確定我有亞斯伯格症，不過診斷書沒辦法由諮商師開出，要確診還是得到精神科。

我必須說心理諮商對我幫助很大，讓我釐清了成長過程遇到的創傷與症狀造成的事件，本來這兩件事在我頭腦裡是混濁在一起的，現在一切清晰了許多。

創傷的部分可以透過心理諮商處理跨越，症狀造成的事件可以從中學習，或許下次再遇到類似的狀況可以表現更好，如果不行，也得學會接受這方面就是我的弱項。

假設把我的頭腦比喻成電腦，諮商的過程中幫助我拿掉了許多錯誤的編程以及攻擊自己的指令。諮商師說我的個性非黑即白，是極端沒有彈性的人，在這方面需要多一點訓練。

一般人的情緒起伏都是一個過程，就算生氣情緒也是慢慢升上去，如果用數字零到十來解釋，我的情緒不然就是處在零、一、二，不然就是很極端的直接跳到八、九、十，完全沒有中間的緩衝地帶。所以我一有情緒通常就是極端，常常遇到不順的事情就會跟自己說：「Why not die?」（乾脆死掉算了？）這句話在我心裡幾乎變成口頭禪，環繞了我多年，只要一不如意這個念頭就會出現在腦中。

我在諮商的過程中想通了一件事：「竟然都要死了，為什麼不把想做的事都做一做再說呢？失敗了也沒關係。」雖然看似是用一個悲觀的想法來治另一個悲觀的想法，但這個想法成功地停止了我不停想尋死的念頭，也讓我越來越活在當下。

因為過往常常不小心冒犯到別人，我養成了時時刻刻注意自己言行的習慣，無時無刻都小心翼翼。在談話時我會仔細觀察對方的面部線條表情，即時去腦裡調閱資料，找出適合的回應方式與反應。

因為實踐久了，只要我集中注意力，這樣即時反省自己的能力可以執行得很快，但這也讓我長期暴露在高壓下。有時講太多話，我就會開始焦慮、心悸耳鳴呼吸急促。不過我練就了一番功夫，就算談話時身體有任何的不適，我都可以儘量讓自己表面上看起來很正常。

我跟諮商師提起這件事後，她說我不需要「時時刻刻都在意別人的感受」，我才發現原來我可以有這樣的選擇，雖然只是很簡單的一句話，但當時的我就是需要被這樣點一下。

諮商四個月後，我主動提出想要終止諮商的要求，理由是我想不到更多需要她幫助的事了。在那之後的隔月我又回去諮商一次，諮商師看我狀況穩定，就結束了我們的課程，並跟我說如果未來有需要，隨時歡迎回去找她。

雖然諮商師認為我有亞斯伯格症的特質，但因為沒有確診診斷書，我還是很執著地想要有一個確切的答案，想要更了解自己與這個症狀到底有多少有關聯。

我開始在 Youtube 上面觀看各式各樣關於自閉症的影片，想知道到底有症狀的人平常的生活是怎樣、長怎樣、講話是如何、有甚麼特徵、會遇到甚麼樣的困難、該怎麼克服困難以及如何適應社會，還有自閉症有沒有什麼優點？

不過我找來找去，都找不太到臺灣自閉症案主自己拍的影片，臺灣能找到的影片比較多都是專家講解自閉症、新聞採訪的片段，以及自閉症父母的辛酸史。

後來我轉向到國外網站尋找資料。

當我用英文搜尋 Autism（自閉症），資料排山倒海地向我撲來！有好多好多相關的文章、各式各樣自閉症的人在社群媒體分享自己拍攝的影片、寫的自傳、組的互助社群……。他們分享生活點滴，講解症狀對生活的影響、面對症狀的方式，有些人甚至還很自豪自己是這個族群的一份子。

這些人在各行各業中工作，許多人跟我一樣，完全看不出來有症狀的跡象。

我聽著他們的敘述，許多話都講到我心坎裡，心裡一直冒出「這就是我啊！」「終於有被理解的感覺了」「終於有人把我的困擾闡述出來了！」

有好幾個月，我有如著魔似的，每天花上好幾個小時閱讀國外自閉症相關的文章，以及至少看三部以上國外在講述自閉症的影片。了解這類資訊的過程讓我的頭腦感到很放鬆，有一種被接納的歸屬感。

我還在 Netflix 上面找到兩部有關泛自閉症的影片，一部是影集《異類》（Atypical），另一部是實境秀《光譜上遇到愛》（Love on the Spectrum）。這些影片對我幫助很大，它們讓我看到了自閉症光譜上更多元的面貌，也更加了解這個症狀。

電影《星星的孩子》（Temple Grandin）也給了我很多啟發，這是一部很經典的真人真事電影，在講述一個患有自閉症的科學家的成長歷程。我不只自己看，還拉著我先生跟我一起看，那一陣子我每天跟他聊天的話題開口閉口都是自閉症這、自閉症那的，一看到甚麼新的資訊，特別是有對應到自身狀態的，我就會衝到我先生面前跟他嘰嘰喳喳講個不停。

因為我的執著，我先生也快速地了解了自閉症的大致樣貌，也因此對我更有耐心，更知道如何幫助我與和我溝通。

不過我還是很想要診斷。

當我跟我先生再次提到這個想法時，一開始他也跟我說「其實沒有必要幫自己貼上標籤啊！」他問我想診斷的理由我也說不上來，我就是很想要明確的答案。

有好多個早晨，我起床後張開眼睛想到的第一件事就是：「我想要診斷！」內心一直不斷的有這個聲音在催促我去執行這件事，不過由於我還想不到診斷的理由，於是就又把這個想法壓了下去。

過陣子，我無意間找到一部在探討女性自閉症的演講影片，演講者講到：「為什麼有些女性在30、40甚至80、90歲都想要被診斷？因為這給予了她們人生一個很好的解釋，而且可以跟自己說原來這一切都不是我的錯。」

我看到這段的時候覺得情緒很激動，因為這就是我希望能被診斷的原因。

我開始上網尋找願意幫成人診斷自閉症的醫生，找著找著，找到了一篇網誌說他在萬芳醫院精神科的張勝傑醫生那，做了成人自閉症類群障礙症的診斷，看完後我很快的就去掛了這位醫生的門診。

門診過程中醫生詢問了我想診斷的理由，這次我把我在影片裡看到的那一段話說給他聽，之後他花了約20分鐘詢問我成長中遇到的狀況、家裡的狀況、交友狀況、有沒有其他精神上的疾病。詢問完後，他幫我安排了心理評估，排到了四個月後，還特別交代我先生當天最好也能出席。

雖然要等上好一陣子，但我並不在意，我覺得只要能得到答案，我就會心滿意足了。等待的時間我並沒有閒著，我還是繼續研究自閉症，照常每天看好幾部相關影片跟文章。隨著心理評估的時間越來越接近，我漸漸擔心當天會不會漏講了甚麼，我自知自己的即時口述能力沒有很好，被問問題時，頭腦常常會當機。於是我決定要列一個清單，把從小到大遇到的問題與一些特殊情況都寫出來，到時候才能清楚表達，我不希望再像上一次就診狀況一樣，呆呆的什麼都回答不出來。

我開始時不時想到甚麼就紀錄下來，偶爾打電話給父母，問問他們有沒有印象我從小到大與一般孩子表現不同的地方。

就這樣一點一滴，花了約兩個多月的時間，我列出了一份長長的清單。

到了約定當天，我帶著清單跟我先生一起到了萬芳醫院的心理評估室。

前前後後一共花了約三個多小時，心理評估師詳細地詢問了我的狀況，也問了我家人有沒有類似的行為舉止，還聽取了我先生這幾年下來對我的觀察，最後給了我跟我先生各自幾份問卷，來對我的情況進行評估。

做完問卷後，評估師花了幾十分鐘講解自閉症的症狀，然後他說：「依照今天得到的資訊，可以初步判定妳大約有中度的自閉症類群障礙症，不過妳有受過高等教育而且又是女生，是比較有優勢。」

我問：「為什麼性別會有差異？」

評估師回答：「因為女生的社交需求比較高，會更願意走入人群。不過我比較擔心的是確診了之後有些人會認定自己就是這樣，就以此為理由不再尋求進步。」

我思考了一下回答：「這你可以放心，我絕對不會以此為藉口造成別人的麻煩，或停止成長。如果有這個診斷，會對我幫助非常大。我希望能有確定的答案，而不是一直遊走在灰色地帶。如果這件事是確定的，我可以不用再經常性地懷疑自己以及否定自己，我會知道在甚麼狀況下需要尋求協助，也可以不用逼迫自己去強行改變不擅長的事，把省下來的精力放在更想做的事情上面。」

隔了約兩個禮拜，我到精神科聽報告，醫生最後判定我有輕中度自閉症類群障礙症。

醫生說：「這個症狀沒有藥物可以治療，如果有需求可以諮詢心理諮商，但你之前已經接受過心理諮商了，所以這部分就看妳自己。之前妳提到，在上一個精神科醫師那邊妳有被診斷出焦慮症跟憂鬱症，這方面的狀況現在感覺如何？睡眠有問題嗎？」

我回答：「我去心臟內科檢查時，醫生發現我心跳過快，那時候除了開心臟藥物以外還有開抗焦慮的藥，說是備用的，有需要隨時可以吃。我現在睡眠不是很好，常常會睡不著，一晚起來好幾次。我有買退黑激素來吃，覺得吃完對睡眠有點幫助，運動完感覺也有些幫助。」

醫生問：「妳會願意嘗試憂鬱症藥物嗎？心臟科醫生開的抗焦慮症藥是屬於比較治標不治本的，而且不能太常使用會產生依賴性。我要開給妳的這個藥主要作用是提高腦內血清素，而且很多病患反應對睡眠品質很有幫助。」

我表示願意嘗試。

之後醫生開了抗憂鬱症藥「離憂」給我，一天只需要吃半顆。

在這方面我很幸運，聽說很多憂鬱症患者都需要漸漸把藥劑量提高或換不同牌子的藥物，在多方試驗後才能得到效果。「離憂」剛好非常適合我，連劑量也剛好，我吃下的隔天就有很大的改善，情緒也一直很穩定，連副作用都沒有。

這次的服藥經驗讓我大大的對精神科藥物改觀。我以前也曾經聽信坊間說法，以為吃藥就會整天精神恍惚，也認為憂鬱症只是心情不悅，是靠自己努力就能克服的症狀，所以就算內心再痛苦，也只會苦撐，不會想到能就醫尋求協助，現在才理解原來這更是一個生理的症狀，有一種相見恨晚的感覺。

我持續吃了半年多的藥，在跟醫生討論後就開始減量服用，變成隔一天吃一次藥，整個服藥過程維持了九個多月，停藥至今情緒都維持在穩定的狀態。

確診後我打電話給父母跟妹妹，跟他們說了結果，他們問我有甚麼感受，我說：「我不知道。」

過了幾天我還是不知道我對於這個診斷有甚麼感受？

於是我跑去問我先生：「唉，我問你喔，我被確診了自閉症，可是我不知道我對於這件事有甚麼感受，你可以幫忙解開我的頭腦嗎？」

我先生隨即回道：「妳很開心！」

我疑惑地問：「我很開心嗎？」

我先生說：「是啊，妳很開心，如果醫生跟妳說妳沒有自閉症，妳反而會很沮喪地覺得那自己到底是怎麼了？現在妳得到了答案。」

我眼睛張的大大地說：「對耶！我很開心耶！」

除了理解別人的情緒對我來說有障礙以外，我常常連自己現在有甚麼情緒都分不清，幸好我先生跟我相處這麼多年下來越來越懂我，當我理不清自己的情緒的時候還可以跟他討論。

我後來理解了，原來我當時分不清楚自己確診後的情緒，是因為我在煩惱要怎麼跟大家公告我有症狀，不知道該從哪裡開始解釋，講了以後不知道會得到甚麼反應，也不知道這樣子的我能不能被別人接受。

我跟先生說了之後，他認為我想得太廣了，就慢慢來，先跟妳覺得重要的人說就可以了。

我因為這次的精神科鑑定回溯了我的過往，重新審視了一遍我的人生。現在重新去看待以前放不下的事件、犯過的錯誤、做過的傻事、錯失的友情、詞不達意的狀況，以及曾經對自己諸多表現的懊悔與不諒解，都漸漸地看開了。

一切有了答案以後，也開始願意與自己和解。

如果時間能倒流，我真希望可以在很小的時候就知道自己有自閉症，或許成長過程中就能得到必要的幫助，也能順遂一些、更愛自己一些。

我清楚自閉症會伴隨我一生，或許在未來我還是會繼續做出許多白目的蠢事，沒辦法每次都表現出當下最適當的反應與表情，但現在因為更理解自己，也有了家人的支持與了解，特別是我先生的幫助，未來的路相信不會再像以前這般崎嶇。

給所謂的正常人

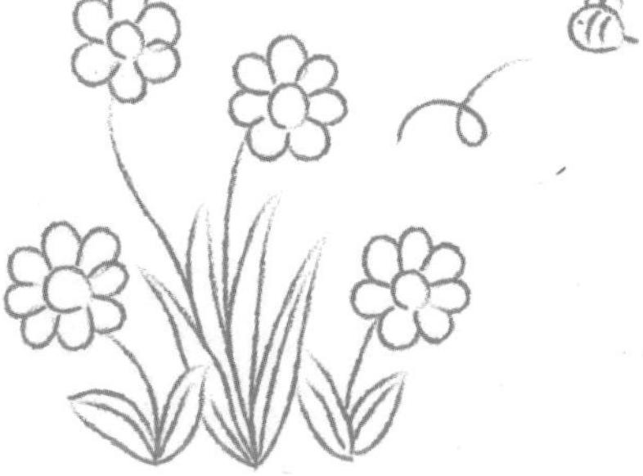

自閉症光譜裡的人會稱呼所謂的正常人為NT人（Neurotypical），中文直翻的意思是腦神經元典型類群的人。在自閉症的社群裡，我們認為自己是屬於一個種類的人種，這之外的人在我們的世界裡就統稱為NT人。

這個篇章，還有在後記之前各個章節的開頭，其實是在整本書已經寫完，給了幾位出版社編輯看過後才新加入的。我本來以為我書中的內容已經夠白話，不需要這些篇幅，讀者們就可以自行用邏輯思維來同理和理解我們這類群人的處境。

我讀的那些國外自閉症患者寫的自傳，幾乎都是直接切入個人經驗，沒有特別在書內描述症狀，最多只是淺淺地帶過，我就有點依樣畫葫蘆地用類似的方式寫了這本書。

但可能因為這方面的知識在臺灣還不夠普遍，又或許是NT人頭腦的運行方式真的跟我不一樣，我重複得到的回饋是「文筆很好，可是接下來呢？」「會想知道就醫後的改變，以及現在如何更融入社會」「太多私事了，感覺有點離題」「想幫助人不一定要出書啊，可以去自閉症收容所當義工」。於是基於這些問題，我決定為我接下來的篇章先寫一篇專屬NT人的導讀。

首先，如果你自認為是NT人也已經讀到這邊了，我想要先感謝你。自閉症族群是屬於世界上的少數，因為數量少，很難引起太大的重視，所以謝謝你願意花時間來了解我們。在這邊我必須再三地說，自閉症不是病，是一種症狀、一種特質，甚至可以用一個類群的人來形容自閉症。

自閉症很大的機率是基因遺傳，跟性向一樣，是天生的，會跟隨一生，所以不存在治療前後的差別。因為現在自閉症的知識傳播低落，導致很多有症狀的人在確診後，特別是家長，都會希望有症狀的小孩能接受治療成為正常人。

但若過度著重在成為「正常人」這件事上，很可能會讓孩子認為這是世界上唯一重要的事，而扼殺了孩子嘗試其他事物的心思與時間。

其實這很不公平，正常之所以能被定義為正常，是因為多數人表現得如此所以不成文的成了正常，少數族群表現得不相同而被定義成了不正常。

世界上大部分所謂的正常人不需要做任何事，不需要做任何努力，就能當所謂的正常人，但這個族群裡的人卻需要花上多倍的時間練習，同時壓抑對抗感官超負荷的問題，才能讓自己看起來很正常。

自閉症族群融入人群的程度，基本上會隨著年齡的增長與生活經驗更加的豐富，或生活挫折更多而提升。融入人群常常需要我們否定自己真實的樣貌，並「假裝」自己是正常人，所以戴上不屬於真實自己的面具、假扮的時間過久，心理會出問題，甚至併發心理疾病。

因此能改變的程度因人而異，每個人的心理承受度不同，如果能做到接納不逼迫是最好的。

接下來的篇章我寫了許多我從小到大的事，這些並不是要凸顯我自己與我的人生經驗有多偉大，我把這些都記錄在書中，是因為裡面大部分的資訊內容都是我拿來跟評估師說過的，也是他從而判斷我有症狀的依據，最大的差別是我把事件加上了前因後果，起承轉合，這樣讀起來才會有故事性，而不是只是一份清單。

特別寫這些我生活中的小故事，主要也是要讓讀者了解，為什麼高功能自閉症患者，特別是女生，很難被發現？

有自閉症的女生雖然社交需求不比一般人，但總體來說需求還是比有症狀的男生高，而且社會規範又對女生比較嚴格，所以為了生存，女生更會假裝模仿成正常人。但因為是模仿來的，特別是模仿技巧還不純熟的時期，很多時候反而彆扭又僵硬，在旁人眼裡看起來有點怪怪的，但又說不上來哪裡怪。

有症狀的孩子在成長時期多少都會遇上一些狀況，其中會遇到的困擾有：無法同理並理解他人意圖、無法理解他人感受、無法消化某一類的知識、無法預測後果而衝動行事、情緒控制能力不是很好、固執規則多、朋友少、被同儕排擠、詞不達意、過度誠實等。長大後在職場、求偶以及婚姻的路上也會遇到不少問題。

我在查詢自閉症資料時，會想知道有症狀的人在各個人生階段是怎麼表現，以及會遇到甚麼狀況，我會再用查詢到的資料去比對我的過往，來初步推測我與自閉症的關聯性。

因此，我特別把我每個時期因為症狀所發生的狀況都寫了下來，從不知道自己有症狀，一路的碰撞，不停地自責與求助無門，到後期我先生出現，為我帶來的救贖與幫助，都儘量詳細記錄，希望跟我一樣可能有症狀但還在徬徨的人，可以從我的經歷中去反思自己。

雖然我們這類人在人生路上會遇到許多障礙，在學術研究上甚至會說這類人能順利求職、求偶、步入婚姻的機率比常人低許多，但只要心智夠強大，加上一些幫助，這個類群的人還是可以有無限的可能。

書中我細細描述的一些場景，都是印在我腦中的畫面，我以一個代表自閉症類群的人，用文字描述我看到的世界，有些想法或許與常人相似，有些卻是在另一個平行世界。

自閉症學術類的書籍在臺灣還算多，如果想知道學術上是怎麼定義自閉症症狀的，可以另外找尋其他書籍來看，本書就不特別詳細敘述了。

不過對我來說，學術類的資料我自己看完後會感覺敘述得很籠統，我並沒有辦法跟這些書籍產生共鳴。我反而是在看了多本國外自閉症族群者寫的自傳，以及拍攝的影片之後，從這些素人分享的生活點滴中，才發現到自己也有相關類似的行為，進而發現自己與症狀的關聯，因而找到了答案。

我寫這本書的初衷，是希望越來越多有相同症狀的人可以理解自己與接納自己，也希望這方面的知識可以更加普及。

自閉症這個名字不是很好聽，大眾對於這個症狀也有很多刻板印象，很容易認為有自閉症的人都只存在安養機構，只能接受社會救濟過生活，或者是一輩子安靜不太講話。但這個刻板印象，會導致許多有症狀者不知道或不敢承認自己有，不敢尋求必要的幫助，或怕被投以異樣眼光，只好繼續偽裝自己真實的樣貌，忍耐各種不適與壓力度過人生。

許多高功能自閉症患者和他們的家屬比較喜歡稱呼自己或家人為亞斯伯格，可能因為習慣，也可能因為聽起來比較好聽，也有很多人聽到亞斯伯格的第一反應會認為這種人很聰明，一定是天才。

不管是哪一種稱呼，都是屬於自閉症光譜裡的一員。

在這個光譜裡，有生活需要幫助的人，有很聰明的人，但極端的人都只是部分，更多的是與常人一樣正常過生活、智力也正常的人。

「做自己」是現在這個社會常常聽到的口號，但我們這個類群的人真的沒辦法在日常生活中「做自己」，因為真實的我們是會脫口而出過度真實的話語、不夠委婉的詞彙、不夠友善的面部表情、眼睛盯著飛來飛去的小蟲跟對方講話，這些都不討人喜愛，甚至會招來白眼或被排斥。

希望我能藉由本書喚醒更多屬於這個類群的人，或許至少能夠讓有症狀的人藉由對自身有足夠的了解，加上家人朋友的支持，在這個目前不夠自閉症友善的社會中，找到一絲安全、得以喘息的空間。

或許有一天我也能夠去自閉症相關的慈善機構幫忙，但長期性接觸人群並不是我的強項，我現在知道自己對於外界承受度的極限，過量的社交與感官刺激，對我的身心來說不是一件安全的事。而且比起文字敘述，我的口述能力與臨場反應相對弱很多，這也是我選擇用文字傳播知識與幫助的原因。

這不是一本童話故事，結局並不會因為我的診斷而讓我的生活有飛躍式的改變，或因此痊癒。我一樣有我每天需要面對的困境，一樣有不被理解與困惑的時候，只是比起以前，面對這些事情時我能更放寬心一些，腦中本來源源不斷的雜音現在也安靜了許多。

書中與自己妥協的手段有些或許看似對自己有點慘忍、不夠溫柔，但這些方式都是跟心理治療師討論認證過可行的。不一定每一種與自己和解的方式都是得像心靈雞湯一般溫潤好入口，或修得成仙成佛，只要是你自己覺得有用的方式，就是一個好方式，輪不到外人來評判。

書中的步調可能會讓人覺得跳躍和目不暇給，常常一個事件還沒消化完就又給出了新的資訊，但這是我面對世界的常態，我只是用文字闡述出我所體會的，或許讀者也可以從中體驗一下資訊過量的感受。

如果在讀這本書的過程中內心不停地出現「咦？我好像也會這樣」，或覺得終於有人懂你了，那我會建議你也去接受診斷、尋找答案。雖然目前在臺灣願意幫成人診斷自閉症的醫生還不多，因為成人會為了適應社會去學習、模仿、假裝，所以診斷的難度相對高，時間也相對長。如果你跟我一樣需要一個確切的答案才能夠原諒與接納自己，那診斷的過程會是值得的。

有症狀不是什麼丟臉的事，與常人思考邏輯不同，是很特別和與眾不同的！

童年

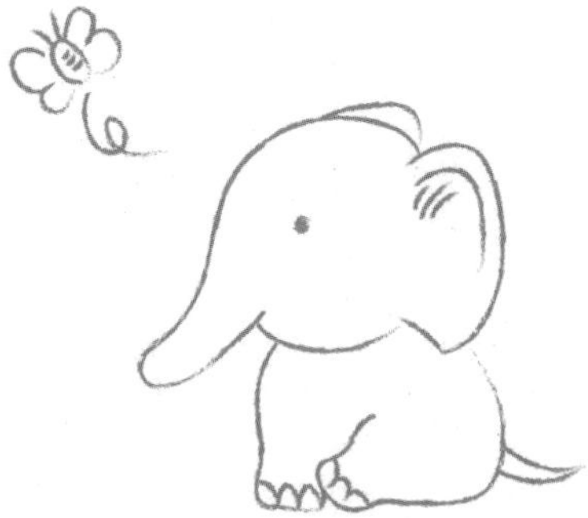

患有高功能自閉症的孩子，在童年時期也跟同儕一樣擁有學習能力和語言能力，但可能會無法消化某個特定領域的知識，也不一定會按照說明書的方式玩玩具。較不擅長溝通自己的需求與感受，常常事情不如意但又解釋不清時就乾脆直接發脾氣。

生活上的穩定性高，每天的作息時間固定，對這個類型的小孩身心來說非常有益，反之情緒起伏會較大。交友需求比起同儕相對低，講話時不一定會看著對方眼睛，也比較容易陷在被吸引的事物中並無視身旁的一切。

我的父母是中國大陸的臺商，小時候因為父母工作的原因我們常常搬家。光是幼稚園我就讀了三間，小學轉學了四次。

我是家裡第一個小孩，不過我並不介意沒有玩伴這回事，也不會覺得無聊，玩具的一個邊邊或一個角角就可以讓我看很久、玩很久。把玩具拿起來丟來丟去、泡在水裡、做各種奇怪的實驗看看會發生甚麼事，就可以讓我消磨掉許多時間。

很小的東西就可以吸引我一整天的注意力，像是窗簾上的圖案如果縫線處沒有對齊，我就會一直很努力地用想像力讓它們在我頭腦裡對齊。如果壁紙上有重複性的圖騰我就會用手或眼睛在圖騰上畫路線，不斷地反覆。

記得有一次我在房間裡看到一隻蒼蠅，我就追著牠在房間不停地繞圈跑，一圈一圈地繞，足足跑了半個多小時，最後那隻蒼蠅累到昏倒在地上，動都不動。然後我就把那隻蒼蠅拿起來放到我的娃娃小屋裡，跟牠玩辦家家酒遊戲，玩著玩著那隻蒼蠅竟然又復活了！我看著牠在房間飛來飛去，很是驚訝牠的生命力！我繼續追蒼蠅跑了幾圈，想再次把牠追到體力不支，但後來覺得累了，才終於不管牠。

我小時候玩玩具常常都不遵循玩具本身該玩的方式，我可以盯著玩具的細節研究很久，把玩具拆解再組合回去，或自己發明奇奇怪怪的玩法。

有一次我媽約鄰居的小朋友來我們家玩，要我跟她下五子棋，下一下我覺得無聊了，那陣子我很瘋迷把東西泡在水裡，於是我跟她說：「五子棋泡在水裡更好玩喔！」說完我拿來了兩個碗，把白色跟黑色的五子棋各泡在一個碗裡，我自己覺得這樣很有趣，但對方一臉困惑，應付著跟我玩了一下，之後就再也沒來過我家了。

我一直都非常擅長拼拼圖，在年紀很小的時候就可以拼超出年齡程度的拼圖，我媽說她從幾十片的拼圖，買到幾百片的，最後還買了一個千片的拼圖來讓我拼。千片的拼圖對於一個還沒上幼稚園的小孩來說是個很大的挑戰。據媽媽所說，我當時拼了好幾天，外框都拼好，完成度有一半以上了。有一天我一如往常地坐在地上默默的拼拼圖，因為一個地方一直拼不起來，我突然情緒失控的對著拼圖大發飆，拳打腳踢的把好不容易快拼玩的拼圖整個用散。我媽說她一直對這件事有很深的印象，她沒辦理解我為什麼要毀掉一個快完成的東西。

我聽說我小時候滿愛哭的，不過現在回想起來，我認為小時候之所以這麼愛哭，是因為我從小就不太會表達自己。我的口語表達能力比較弱，常常會被誤解，我又很固執，不能接受事情沒有按照計畫走，講不清楚的時候用哭的比較快。

我媽說她以前很怕承諾我任何事情，因為她如果答應明天要帶我去哪裡玩，結果隔天突然有事不能去，就算她跟我解釋這是很突然很急的狀況，我頭腦還是會轉不過來，認為這是已經安排好的事情不能改變！然後我就會大哭大鬧，情緒潰堤，我媽都會很不解我怎麼如此驕縱。

我小時候好像常常情緒失控，翻閱小時候的相本，裡面有好多張我哭到崩潰的照片，我媽當時一定很無奈，怎麼勸說安慰都沒效，那就拍起來以後長大給我看好了。

從小我聽別人說話就很容易只聽取字面上的意思。

小時候接電話的時候，當電話裡的人問我：「你爸在嗎？」

我會回答：「在。」

然後要等到對方說：「可以請你爸爸來接電話嗎？」我才會去叫我爸來聽。

有次我媽的朋友要結婚了，她問小小的我要不要當她的花童，雖然我不是很知道當花童要做甚麼，但我答應了。不過到婚禮現場都沒有人幫我換上漂亮的衣服，當天也沒有特別要我做些甚麼，我就以為到現場就是花童。這件事讓我疑惑了很久，小時候有一陣子常常在想：「不知道我那天花童做得夠不夠盡責呢？」

我對於幼稚園時期的記憶比較少，但我很確定我在幼稚園裡沒有交到任何朋友，當時的我並不知道朋友為何物，也沒有這方面的需求與慾望。記得小時候在公園看著陌生的小朋友玩一玩就可以玩在一起，都會很好奇他們到底是怎麼做到的？

「他們看起來很開心，但是要怎麼加入呢？有什麼特別的暗號還是方式嗎？」我都會看著他們這樣想，不過想來想去想不透，就會想「算了，不知道，自己玩吧。」

最近我問我爸媽有沒有我小時候表現的比一般小孩異常的回憶，我媽說：「跟其他小孩子相處過後，會想起妳小時候跟我的互動都是單向的。一般小朋友妳跟他畫畫或玩玩具，他會投入一陣子後就回頭說：『換你畫』或『換你玩』。但妳小時候不管拿甚麼給妳，一旦投入以後，就是自己埋頭畫或埋頭玩，然後沉浸在自己的世界裡，不會跟旁邊的人互動。」

我爸說：「在妳小時候我買了一個手可以伸進去控制的布偶娃娃想跟妳玩，我看其他小朋友好像都很喜歡這種玩具，而且那個娃娃還是當時妳最喜歡看的節目上的一個角色。我把手套進布偶娃娃，用娃娃跟妳講話問妳問題，但是妳完全沒有跟那個娃娃互動，只是困惑地看了一下娃娃，然後很快的就對它失去了興趣。我當時真的很納悶妳怎麼會完全沒有反應，應該是會很開心才對啊？」

上幼稚園的時候，我常常眼睛放空地看著老師們在臺上動來動去，不知道他們在幹嘛，也不知道為什麼自己要在這裡，感覺他們好像想教我們一些事，但我沒有興趣，也不知道學那些能做什麼，上課時常是在發呆、玩自己的手之中度過。

如果讓我們畫畫或唱歌我會覺得不錯，這是我唯一覺得有點有趣的事。

在學校溜滑梯和盪鞦韆也不錯，但如果能選擇我更想回家。

我爸說：「妳剛剛上幼稚園的那一陣子，我把妳放在爺爺奶奶家讓他們帶，有次爺爺說幼稚園老師跟他告狀，說妳在幼稚園排隊要滑溜梯時，有一個小朋友跑到妳的前面插隊，你一氣之下就跟他打了起來。」我其實並不記得這件事，但我聽到的當下覺得很好笑，原來我從小就是一個這麼注重規則的人。

印象中我在幼稚園最平靜的一刻，是有一次媽媽下午來學校辦轉學，那應該已經是我第二間幼稚園。那天所有的小朋友都已經放學回家了，我在等媽媽的時候自己坐在石頭製的大象溜滑梯上玩，溫暖的陽光灑在我身上，我摸著石頭光滑的紋路，玩著樹上掉落下的葉子，旁邊完全沒有小朋友，覺得一切好安靜、好自在。

語言能力不強是自閉症的刻板印象之一，但這不一定能套用在自閉症光譜上的所有人，很多有症狀的人或許口述能力不強，但寫作與閱讀能力卻可能超乎常人。這些人或許看似缺乏情感與溝通能力，但觀察力與內心世界卻是豐富的。

我在東莞讀幼稚園的時候，電視上幾乎都是香港的電視臺，《哆啦A夢》跟《櫻桃小丸子》講的都是廣東話，小小的我跟我媽說：「我聽不懂他們在說甚麼。」她說：「我也聽不懂廣東話啊，妳要自己學喔！」

於是我靠著這兩部卡通，跟媽媽刻意安排講廣東話的保母學會了廣東話。

那還是用錄影機的時期，當時我們住的區域沒有地方可以買到適合小朋友看的錄影帶。有一天，爸爸的客戶送了一片迪士尼《白雪公主》的錄影帶給我，從那天起我每天放學回家都要放一遍來看。是真的每天都要看！看到劇情都背起來了還是一樣要放來看。不過我很害怕白雪公主跑到黑麻麻的森林那一段，每次撥放到那邊我都會跑去房間找媽媽，等那段差不多過了再跑出來繼續看。

除了每天要看同一片錄影帶，我每天睡覺前還要聽同一系列的錄音帶睡覺。媽媽當時買了一組教育系列的錄音帶給我，內容是用輕鬆的日常生活小故事呈現，配音人員的聲音聽起來也很舒服，不久後我就養成了睡覺前一定要聽一片才睡得著的習慣，就算是已經聽了上百遍同樣的內容，我還是堅持要聽。我媽常說她買這套錄音帶給我真的很夠本。

有一段時間我對於錄音機的錄音功能很著迷，於是媽媽買了一塊空白的錄音帶讓我錄著玩，很快的我就把那塊空白錄音帶錄滿了。我會重複地聽自己錄的聲音，覺得很有趣。但這塊空白錄音帶滿足不了我，我開始打起其他有內容的錄音帶主意，我會在有內容的錄音帶開始前與結尾的一小段空白處錄上自己的聲音，然後再倒帶聽自己的聲音，有好一陣子這樣的事成了我的娛樂。

因為爸媽工作的關係，我從小陪著去了很多飯局。父母常藉此教導我許多禮儀，比如講話時要看著對方的眼睛，看到人要笑，吃飯時要乖乖坐好等等，我都會儘量照要求做。但有一次飯前媽媽說了太多注意事項，我到了現場整個人幾乎僵住，因為我沒辦法判斷怎樣才是對的，連吃飯時該怎麼夾菜，該怎麼咀嚼，手該擺在哪裡都覺得很不自在。在場的叔叔阿姨們都熱情地要我夾菜，我雖然很餓，但還是一直搖頭拒絕。

被要求要面帶微笑對人這件事，曾經被我發揮得淋淋盡致，因為分不清楚什麼時候是必要的，我就決定要「一直」把笑容掛在臉上，這樣總不會失禮了吧。於是我總是笑著說話，就算咬字發音不適合咧著嘴說，我還是會維持著笑容。就算是在形容一件傷心的事，甚至是被欺負了，或是笑到臉頰痠了，我也會堅持住。

一直到這幾年，我才發掘時時刻刻笑臉迎人的我並不是真心在表示友善，更多是因為害怕被討厭，或是覺得這是「正確」的表情而笑，於是我決定收起不必要的笑容，只把笑容留給我喜歡的人。

剛上小學的時候我回到了高雄，交了幾個朋友，有些是自己來跟我講話的，有些是媽媽介紹的。在臺灣上小學的時光大部分算是愉快，學區很純樸，沒有太多煩惱，有幾個親近的朋友，還能和親戚玩在一起。

不過偶爾還是會發生一些令我不解的事。

有一次換座位，一位女同學分到跟我同桌，我跟她不熟，她坐下後立刻拿了立可白在桌上畫了一條線，她說：「這一半是我的，你不能越界！」

我說：「好。」

過了一陣子，她跟我說：「我不跟妳好了！」

我頭腦當時的想法是「疑？原來妳之前這樣是跟我好嗎？」但我還是回答：「好。」

過了一陣子，有天她又突然說：「我現在願意跟妳好了！」

我雖然不解之中到底發生了甚麼事，可以讓她不停地改變心意，但最後還是沒有開口問她原因，一樣簡單地回了「好」。

小學第一堂數學課，老師在黑板上畫了很多顆蘋果，用畫蘋果的方式教導我們加減法。那一陣子我們的數學家庭作業跟考卷上的題目都是蘋果，題目會出類似像「幾顆蘋果加上幾顆蘋果等於幾顆蘋果」的問題，我們答題的時候也是要用畫蘋果的方式回答，再難一點的題目還會出現剖半的蘋果。因為一開始接觸數學就看到一堆蘋果，圖像思考的我甚至到現在算數學，頭腦裡還是會跑出一堆蘋果在加加減減。

小學三年級的那年我轉學到東莞當地的一所學校，那時一班有八十幾個學生，我因為身高高，直接被老師安排到最後一排。雖然老師有拿麥克風，但坐在最後一排還是聽不太清楚老師的聲音，我上課常常都在咬指甲、發呆、摳手臂上的小粉刺，或在椅子上前後搖擺身體。我那時有參加學校的芭蕾舞蹈班，每天早上第一堂課要去練習，那是我最期待的時光，其他課程我其實不太感興趣，我理不清學習那些我沒興趣的課對人生有甚麼意義。拼音要重頭學，簡體字也要重頭學，數學教得很難，本來熱愛寫作的我因為作文題目三不五十都是「我愛祖國」或「我敬愛的老師」，我對作文課也失去熱情。

我的成績漸漸變得越來越差，差到爸爸被老師叫去學校了解狀況。記得我爸那天從學校回來，二話不說拿著棍子往我身上揍了一頓，揍到我全身上下一條一條紅紅的，他一句話也沒說，我也只是一直哭，那是他這輩子唯一一次打我。

一下學習簡體字、一下學習繁體字的我到很大了都還識字困難。

記得小學五年級回到臺灣讀書的時候，老師叫我上臺朗讀一篇文章，我光是唸前兩行文字就卡了好幾次，最後老師受不了自己接手把文章讀完。

後來是因為我在圖書館借到了言情小說，我實在太好奇裡面的內容，才激起認字的慾望，不然其實在那之前我並不了解學習文字有甚麼意義。看到引起我興趣的書籍以後我開始大量閱讀，幾乎每隔幾天就跑圖書館借書還書。我看小說、看漫畫、看星座相關的書籍，雖然借的書都是閒書，但我的詞彙量因此突然大增，成績也進步了許多。

我人生中的第一封情書也是在小學五年級時收到的，那時候隔壁班有個不認識的女生，某天放學後突然拿了一封信給我，說是幫同班男同學轉交。我當時不知道那是甚麼，拿了就回家了。回到家要打開那封信的剎那突然很想上廁所，我就一邊上廁所一邊讀那封信，讀完後心裡納悶了一下「這難道是情書嗎？信裡面說他喜歡我，可是為什麼會喜歡我啊？我做了什麼嗎？不過寫信的這個人到底是誰啊？」

相對順心的日子在小六下學期的時候變了樣。

那年，因為父母工作的關係，我又再一次地轉了學，轉到了東莞的一所雙語小學。可能因為是新辦的學校，當時一班只有四個人，都是臺商的小孩，我是那第四個進入這個班級的學生。我加入這個班級時，其他三位同學的感情已經很深厚，雖然我也沒做甚麼，但那是我第一次感受到被排擠的滋味

青少年時期

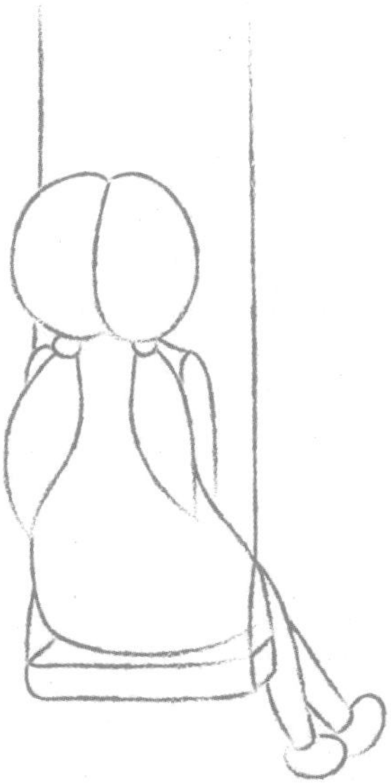

這個時期的孩子社交能力通常會突飛猛進，但對於在自閉症光譜上的孩子來說，這方面的提升會比同儕來得慢，甚至還會停留在孩童時期，一直到被排擠欺負了才意識到提升社交能力的重要性，但追趕的能力常常又不及一般孩子。

自閉症類群的孩子在青少年時期有很大的機率在校內都過得不是很好，很難融入群體生活，甚至會被攻擊，被迫成為獨來獨往的對象。

當時臺商的小孩在中國大陸讀書，如果不想就讀當地的學校，就只有兩個選擇，一個是就讀臺商子弟學校，另一個是國際學校。

我爸媽一直都很有心要送我出國讀書，於是在我升國中時，我們選擇就讀廣州的美國人國際學校。我當時抱著滿心期待去上學，對於即將開始的新生活充滿憧憬，不過這個想法很快就破滅了。

入學後我開始出現各種適應不良，被同學排擠，以及沒辦法融入學校生活的狀況。美國學校跟我以前讀的學校很不一樣，學生來自世界各地，有很多學生是各國大使館外交官的小孩，以及到中國經商的外國人的小孩。學校是全英文教學，使用跟美國國內學校同步的教材。

爸媽的公司在東莞，距離廣州約一個多小時的車程，如果遇上塞車，車程甚至可以長達兩個小時以上，為了讓我讀書方便，爸媽在離學校近的地方買了一間房子讓我住。

我剛進學校時有種大開眼界的感覺，跟我同年級的同學們感覺都好成熟，談話內容好像大人，許多同學見識都很廣，小小年紀就已經在多個國家居住過。除了體育課有運動服以外，其他時間都是便服制，沒有服裝上的限制，同學都很會打扮，多數人的穿著都很時髦。

國中的時候我眼界還很狹隘，對國外的資訊瞭解不多，當時要取得也不容易。

廣州那時還不是很國際化，沒有很多國際大品牌入駐，如果想要買到國外的東西與最新流行的商品，最近的地方要到香港。在美國人學校，許多人身上的行頭都是最新最流行的東西，所以進到這間學校對我來說就像進到一個新世界，我當時很期待能跟大家做朋友。

在入校之前，我沒去過歐美國家，唯一遇過的外國人是小時候上英文補習班的外教，我對於外教們的印象很好，覺得他們好親切有趣，他們也都表現得很喜歡我。

剛開始上學的時候我還滿天真樂觀的，不過很快就發現並沒有人有興趣跟我說話，學校裡的外籍老師們也不像以前補習班裡的外教一樣親切，頓時有點失落感。

我在之前的學校之所以交得到朋友，通常是因為對方先開口說話，現在要我主動出擊，我反而有點不知所措。我嘗試跟同學們示好，但大部分的人看起來不太領情。

當時跟我同時進入美國人學校的還有另一位臺灣女生 Vicky，我們因為雙方媽媽的牽線，入學前就認識了，至今仍是摯友，幸好當年有她，不然我可能國高中時期連一個好朋友都不會有。

雖然 Vicky 當時在學校也跟我一樣，遇到一些被欺負排擠的事件，但至少我們有彼此。不過美國人學校的課程都是跑教室式的，所以我也不是每堂課都會跟 Vicky 分到同一班，有時候甚至好幾天才會跟她有同一堂課。

說到跑教室，我們每堂課下課時，鈴聲一響，就要趕快去自己的櫃子拿下一堂的書，再趕去下一堂課的教室。有時在樓梯間遇到常見的同學，他們會禮貌性地問我：「How are you?」一開始我會愣在那邊思考要回答甚麼，要跟他說我今天早上其實不太舒服嗎？還是要說剛剛上課發生的事？當我終於決定好要講些甚麼的時候，對方早已走得遠遠了。

當時我很納悶：「對方不是問了我一個問句嗎？怎麼不聽我的回答呢？」

後來通過觀察別人的回答，我發現原來美式的 How are you? 很多時候等於 Hello，可以同樣回復 How are you?應付回去就可以了。但這在我的頭腦裡不成邏輯，因為我覺得這是一個問句，我實在講不出口用同樣的問句 How are you? 做為回話。

後來我決定就簡單回個「Good」和微笑，然後快速離開就好。

大學去了英國以後，發現英國人的 How are you? 大部分時候真的是問句，是可以認真回答的，對方也會很開心你跟他說細節，可能是民情不同吧，真是複雜。

交不到朋友的問題，剛開始我並不灰心，我想就慢慢來吧。

後來過了半年一年，我的情況只能說是每況愈下，不只沒交到朋友，還出現被排擠的狀況。我開始發現有人會在背後說我壞話，或教唆別人不要靠近我或不要跟我說話，但我實在想不透我到底做錯了甚麼，或說錯了些甚麼？

於是我講話開始越來越緊張，每天在學校都戰戰兢兢，有時候因為太害怕說錯話，或又做出甚麼可以令人拿來做文章的事，我甚至可以一整天都安安靜靜的不說一句話。學校對我來說再也不是開心的地方，而是個充滿壓力的環境。從抵達學校的那刻，我頭腦就會開始不停地分析每個人、學校的環境、自己每一刻的個人表現，並時刻提醒自己要表現出符合所謂「正確」的樣子。

每天非常艱難地應付人際關係之外，還不忘要專注於課業。學校的課業很重，我當時的英文能力還沒有很好，這一切常常讓我處在崩潰邊緣。

有時候我實在太想逃離這一切了，我甚至會躲在廁所吃午餐，希望可以有個暫時不用面對人群的時刻。

下課回家後我會花很多時間檢討自己，想想今天甚麼話說對了、什麼反應做對了、哪些方面不夠好、該如何調整變得更好？

我非常希望我在學校的情況可以有所改善，於是我開始觀察校內受歡迎的女生，觀察她們的一舉一動，如何撥頭髮、如何笑、看人的眼神、說話的內容、聲調……等等。然後我會在家裡練習，曾經有整個暑假我都偷偷躲在廁所裡練習，看著鏡子裡的自己自問自答來練習對話，還會練習臉部表情以及手的姿勢，配合講話的聲調讓談話內容更加生動。

我非常希望這些練習能為我帶來幫助，可以讓我在開學後有同學願意跟我說話當朋友，或大家至少可以對我友善一些。

但是並不成功，因為招數永遠練不夠，永遠都有更新的狀況，以及更新的應對技巧我沒練到。

其實一直到診斷之前，我都以為世界上所有的人都需要像我一樣練習才能社交。

長久以來我都認為一定是自己練習的不夠多、不夠勤奮，才沒辦法像其他人一樣談吐時看起來自然熟練。

一直到最近，在詢問了我先生跟媽媽之後，我才發現原來一般人講話都是直接講，只需要靠直覺反應就可以應對，根本不需要練習，我真是又羨慕又訝異。

除了反應慢半拍，我說話的節奏也比一般人慢，即時應對一直是我的弱項。當我遇到一個新的狀況，或被問了一個完全沒被問過的問題，我頭腦常常會呈現一片空白，因為腦內搜尋不到歷史資料而呈現當機狀態。

當一群同學圍繞著一個主題在聊天，我就會要自己趕快想想有沒有相關的話可以回應，但往往當我想到的時候大家已經在聊下一個話題了。因此時常會出現我講出來的內容大家已經結束討論的狀況，然後就被錯愕的看著或直接忽略。

有次兩位韓國同學用著韓文在聊天，他們講話的表情很生動，我因此噗哧地笑了出來。兩位同學疑惑地轉向我，問我是不是聽得懂韓文，我回覆：「我聽不懂，我只是覺得看著你們講話感覺很有趣。」他們對我投出異樣的眼光後把頭撇了過去。

我可以感覺到很多同學覺得我怪怪的，在學校時常接收到不友善的眼光，有時候還會聽到他們在我背後議論我，並把我當成嘲笑的對象與話題，被分到跟我同組時還會露出反感的態度。其實不用別人說，我也有發現自己不太對勁，時常脫口而出不合時宜的話，或做出不適當的表情和反應，我常常因此很自責，卻無從改善，非常地懊惱。

我必須不斷地觀察別人，從對方的肢體語言猜測出他們期望我做出的反應，時刻都得繃緊神經，因為一步錯，就會步步錯下去。當別人講到傷心的事，我會跟自己說現在要發出「Aww」的聲音，然後皺眉，這樣對方會覺得我有同情心，進而感到安慰。有人在講笑話時，就算我還沒聽懂，但大家都在笑我也要笑，這樣才合群。當對方訴說遇到的挫折，要拍拍對方肩膀說「沒關係」，再加上一個擁抱。

當我做出「對的」反應時，對方就會露出舒緩的表情，我就能放心了。

不過我當時年紀還小，處事還不深，還是常常會遇到沒辦法立即判斷的狀況。

長期處在高壓狀態下，有陣子我開始在頭腦裡開圓桌會議，圓桌上會坐一圈的我，只是每個人都有不同的個性與專長，我會問她們基於這件事我該如何反應，或我決定這樣做好嗎？

然後圓桌上的人格們就會各自表決與發表意見來達到共識。不過這個圓桌會議不久後隨著我再次轉學就解散了。

這幾年我看了電影《分裂》，裡面的人格們也是會開會表決事情，讓我聯想到以前的這一段人生，不禁開始懷疑自己是不是差點也出現了人格分裂症？

因為學校離家很遠，我從國中開始就自己一個人住在外面，剛開始自己住的生活還滿新鮮的，但不久後就覺得有點孤單。在學校的時候幾乎都一個人，回到家裡也是空蕩蕩的，就算打電話回家說我覺得很寂寞，得到的回應也是「爸爸媽媽都很忙，妳就好好讀書」之類的答覆。

雖然每個周末爸爸都會派司機來載我回東莞的家，但爸爸媽媽工作繁忙感情也不好，就算回到家，能跟他們好好相處的時間也是不多，家裡的氛圍也一直很壓抑。

我有一個小我八歲的妹妹，她很可愛我也很喜歡她，但當時因為年齡相差太多，我也沒辦法跟她聊些什麼。

就這樣，我有好長一段時間都被孤獨感籠罩著。

偶爾媽媽會來廣州陪我住幾天，她來的時候我都感覺很窩心，但她實在是太忙了，能陪伴我的時間非常有限。

我在學校的時候幾乎都是緊繃的備戰狀態，導致每天放學後都覺得好累，全身的精力都沒了，頭腦呈現麻痺的狀態。讀書很累，但面對人群更累。

雖然我不擅社交，但我的內心其實還是有社交需求。

國高中的時候網路剛好崛起，於是我上網交了很多網友，每天下課回家都要在 msn 上大聊特聊到晚上十一點才開始寫功課，還能一次同時跟好幾個網友聊天。用文字聊天是個適合我的方式，不需要面對對方，又有時間思考回覆的話，也不需要擔心做了不合適的表情或肢體動作。

不過當年我的時間觀念還沒建立好，時常一不小心就聊到很晚，之後又要東摸西摸才開始寫功課，每天大概都凌晨兩、三點才睡覺，隔天又要早起上學，精神很難集中，身體健康也變得不太好。但就像毒藥一樣，我欲罷不能，這是每天唯一屬於我自己放鬆的時間，可以滿足社交需求又不需要擔心冒犯到了誰，這樣的惡性循環我重複了好多好多年。當年的那些網友早就失去聯絡了，但現在想想，要不是當年至少有網友可以說說話，我可能心裡會更不健康吧。

對於時間的概念我長久以來都處於扭曲的狀態。

我有很多事情想做以及需要做，但我沒有辦法分辨一件事確切須要花費的時間，或從某處到某處需要花費的交通時間。

時間對我來說很抽象，我常常認為大部分的事情十分鐘內就可以完成，但往往真的需要的時間是許多倍以上。比如跟網友聊天，我想聊個十分鐘就好，一轉眼就不小心變成三個小時，或本來計劃只要花一個小時畫畫，結果半天就沒了。類似這樣的事導致我常常過度安排一天的行程，犧牲自己的睡眠時間，以及經常性的遲到。

我曾經以為自己的能量是無限大的，我並不理解原來能量是需要透過休息來補給，所以我不會分配時間給睡眠。一直到這幾年我才了解原來我一天就只有固定的能量，如果透支了今日的用量還繼續使用，隔天就得還債，就像手機需要充電一樣，我也需要充電。

時間的概念我一直到婚後才有比較清楚的認知，現在我能分得清自己的能耐，知道自己一天有多少能力做多少事，也會分配足夠的時間給娛樂和睡眠。雖然現在偶爾還是會不小心把時間排得太緊導致拖延，但比起以前已經算是進步很多。

當時在美國人學校最讓我期待的是他們課後的管弦樂社團，那是我在學校最喜歡的事。記得我第一天參加練習的時候，聽到大家一起用樂器合奏的當下我雞皮疙瘩都起來了，原來這麼多樂器合在一起的聲響這麼感人。

我從很小的時候就開始學樂器。媽媽曾是鋼琴老師，小時候她教我彈鋼琴，但她教我的時候很嚴厲，不免會被罰站打手心，漸漸的我對於彈鋼琴產生了恐懼，深怕彈不好又要被處罰。

有一天我媽問我要不要學小提琴，我馬上二話不說就答應了，因為我心想「終於可以跟別的老師學琴了！」我從小學四年級開始學小提琴，不過中間因為搬家，學得斷斷續續，但我一直都滿喜歡的。

學琴的過程遇到不少瓶頸，我想有部分原因是因為我數學不太好。數拍子這件事對我來說滿困難，幾幾拍的譜與多少分的音符這些東西對我來說很燒腦，我覺得這是數學很好的人才能理解的事，老師也沒辦法用我聽得懂的方式解釋給我聽，後來我幾乎放棄數拍了，決定一切都用聽的。

我會先在家裡把要演奏的音樂聽個滾瓜爛熟，靠感覺演奏，但也不是每次都會順利過關。我上小提琴課的時候也時常沒辦法理解老師的要求。當我把曲子拉了一遍，老師跟我解釋：「這首歌要有激情激昂的感覺。」示範一遍後示意我再拉一次，但拉沒多久後我又被老師打斷：「停！停！停！這邊是激昂，不是大聲！」類似這樣的事真的讓我很困惑，到底兩者有什麼差別？

我當時也沒辦法理解學習樂理有甚麼意義，我問我媽為什麼要學樂理？她只淡淡地回我一句：「妳以後會用得到。」但這仍沒解開我心中的疑問，也說服不了我的大腦去學習它。當我不知道學的東西有甚麼幫助或意義時，我就很難提起對這件事的興趣，這也包括了學校教的科目。可能因為我的思考邏輯與常人不同，我通常不太容易吸收被教導的事物，反而是自學的時候理解能力比較好。

在我讀的其中一本自閉症自傳 *Look Me in the Eye: My Life with Asperger's* 提到，作者在因緣際會下認識了當時很紅的一個樂團，樂團的主唱兼吉他手問他能不能做出一把一邊彈奏一邊噴火的吉他？作者當下雖然並不知道該怎麼執行，卻堅定地回答自己能勝任這份工作。

在接下來的幾年，作者跟著樂團到處巡演，為他們製作出多把舞臺效果非凡的吉他，能力被大大讚賞肯定。後來作者為了尋求一份穩定的收入，離開了音樂圈，去了一間玩具公司開發玩具。作者在書中回顧說，當他再次拿起之前製作的效果吉他，他卻完全想不起當年是怎麼做到的，甚至會很驚嘆自己竟然做得出這種作品。

如同這本書的作者一樣，我也會對很多我沒做過的事有著莫名的自信，認為只要經過一番研究，都是可以執行的。我也的確靠著這樣的自學能力，在短時間內做出許多一般需要經過多年的研究、甚至拜師多年才能做成的事。但我的頭腦好像有一種出於理性的決策機制，當我近期不需要用到某種技能的時候，它就會被收納到腦中置物櫃的深處，好騰出空間學習新的事物，讓腦容量更好的被使用。所以當我再回去看我以前做過的作品，我也會像書中作者一樣驚訝自己曾經的能力，但也想不太起來當初是怎麼做到的。雖然我知道重拾那份技能應該很快，只需要投入一段時間就能記起，但如果近期不需要用到這個技術，我也不會有動力花費腦力跟時間在這件事上面。

很多通俗的禮貌、禮儀我都需要花很長的時間才能理解，有時候甚至要多年後，我才能領悟原來當時的表現或談吐是不適當的。

當我不理解一件事的時候我通常是沒有感覺的，就算對方已經明確表示我造成他的不適，我的內心一樣是空洞無感。可能要幾年或十幾年後，因為某個因緣突然打開了這方面的理解能力，我才會發現自己當年的錯誤，自責感與罪惡感隨之湧上心頭。

我以前第一任的小提琴老師就曾經因為我的不懂事而不願意再繼續教我。

我很喜歡這位老師，覺得他和藹可親，可是每次上課前我都覺得還沒練好他給的功課，導致自己很緊張。老師是到府教學，有次快接近上課的時間，差不多剩十分鐘，我跟媽媽說：「我不想上課。」

我媽笑著說：「那妳自己打電話給老師啊。」

她可能覺得我不敢打吧，但不諳世事的我還真的打了電話給老師，電話裡我說：「老師，我今天不想上課。」

老師不太開心地說：「可是我已經在路上了。」

我沒說什麼，於是老師繼續說：「那下次不上課早點說可以嗎？」於是就取消了那次的教學。

之後又有幾次，我一樣在上課前五到十分鐘打電話給老師，說今天不想上課，老師很無奈地說：「麻煩不上課下次早點講！」

當我又一次打電話給老師取消的時候，老師說：「我已經在門口了。」於是我開門讓老師進來，老師進門時臉色看起來不太好，但當下我也沒意識到是因為我的原因。

不久後這位老師就拒絕繼續教導我了。現在因為理解時間觀念與每個人時間的寶貴性，再去回想以前的這般行為，心中充滿了強烈的愧疚感。

雖然美國人學校是便服制，但我在進這所學校之前都是穿校服，而且當時我對自己的外貌沒有甚麼想法，對打扮也沒有什麼興趣，衣服穿在我身上只要合身、舒適、能夠遮蔽身體以及自在的活動，我就覺得這件衣服達到它的目的了。

有好長的一段時間，我都不知道在不同的場合應該要穿上不同的衣服與鞋子。上體育課時，我不知道原來體育課要穿運動鞋，我有時還會穿拖鞋跑步，因為沒有人跟我說過這件事，我就也沒特別注意。後來是因為父母發現我有扁平足的跡象，他們帶我去買矯正用的運動鞋，我才開始穿運動鞋去學校。

一開始上學時，我大概只有三套衣服輪流著穿，我覺得這樣很好，省事又方便，我甚至可以做到起床後五分鐘準備好出門。直到有一天，有個同班的男同學用嘲笑的口氣跑來跟我說：「天啊！妳怎麼每天都穿一樣的衣服！」我才驚覺原來我在別人眼裡都沒換衣服，因此我開始學習打扮。

我買了好多日本的穿搭雜誌回家研讀，我想：「或許好好打扮會比較受歡迎吧！」我試著穿上不同的衣服，也開始試著學習化妝。但很多流行好看的衣服對我來說穿起來都不太自在，有些衣服的材質穿起來刺刺癢癢的，配件叮叮噹噹的也很困擾，如果我硬是穿去學校，一整天都會有一種束縛感，注意力完全沒辦法集中，只想趕快回家脫掉它。

父母感情一直都不太好，在我國中末期的時候他們離婚了，當時因為妹妹還很小，所以離婚後他們還是住在一起，只是各自分房睡。爸媽鬧離婚的那段日子我幾乎都躲在廣州不回家，之前我一個禮拜會回東莞一次，之後為了躲避家裡不友善的氣氛，我幾乎一個月才回去一次。

在我的印象中，媽媽常常抑鬱不開心，我很希望可以做些甚麼讓她開心。

有一天我媽說她認為我應該要減肥，其實我當時對自己的身材沒有太多想法，現在看以前國高中的照片也不覺得自己當時胖，就只是大多數小孩成長過程中會遇到的比例尷尬期而已，但我太希望讓我媽開心了，只要是她要求我做的事我都願意滿足她。我媽開始控制我的飲食，早上只讓我喝一杯牛奶，中午吃白粥，晚上吃一個拳頭大的水果，我當時也沒有相關知識，就認同了媽媽的安排。

於是我從國中開始了長達多年的瘋狂節食。我每天都吃得很少，常常處於極度飢餓狀態，那陣子當我跟媽媽一起吃飯，夾了不被允許的食物，她還會把我的筷子擋下。有時候真的餓到受不了，就會突然失去理智，偷偷暴飲暴食，吃下一大堆我用零用錢能買到的垃圾食物，但吃完後又引發非常深的罪惡感，害怕媽媽不開心，於是就又再把剛剛吃下去的食物全部吐掉，無止境的反覆，日復一日惡性循環。

後來媽媽還帶我去埋線減肥、美容院做體雕、上健身房運動、甚至讓未成年的我吃減肥藥，總之所有能試的幾乎都試了。但這一切並沒有讓我變成紙片人，只換來了嚴重的溜溜球效應和越來越深的自卑感。

我每天下課回家都好累好餓，孤單又憂鬱，我斤斤計較每一克體重，如果稍微重了一些我就會對自己很厭惡，撐不下去時就說服自己：「如果我變得很瘦，就可以吸引很多人喜歡，在學校可能會好過一些，媽媽也會開心。」就這樣持續了好多年。

但不管怎麼做，媽媽都沒有開心，她也永遠不滿意。

我跟食物的關係因此變得很病態，胃也常常不太舒服，有好一陣子我看到食物就會聯想到各種罪惡，一直到出國讀大學後才慢慢改善一些。完全改善是到婚後，在先生長期的鼓勵下才漸漸調整成正常。

現在我對食物有正確的知識，能分辨蛋白質、碳水化合物、油脂、維生素等身體需要的營養，知道如何搭配飲食及運動達到適當的體態。當年如果能早點知道這些知識，我就能反駁我媽，也不需要這麼殘害自己的健康了。

在我成年並擁有完全自身主控權之後，我問我媽：「妳當年為什麼要對我這麼殘忍？」

我媽緊張地說：「是妳爸要我讓妳減肥的。」

雖然我不確定這句話的真實性有多少，是否有推卸責任的成分？但這句話又再度地傷害了我。如果她跟我說，她當時以為這樣是對我好，我還比較能接受，但如果就像她所說，這一切只是一味的夫唱婦隨，那她讓孩子所做的任何犧牲，不就只是為了討好她的夫婿？或許這是那個年代觀念的可悲吧。

在東莞，從我幼稚園時家裡就聘請保母跟幫忙家事的阿姨，我跟其中一個從小帶我長大的保母姐姐感情最深。但後來家裡的幫傭越請越多，最高時期同時有三位，我回到東莞時常有一種窒息感，做任何事情都被注視著的感覺，在家也沒辦法好好地放鬆。

有一陣子媽媽可能意識到疏於照顧我，於是派其中一位我不太熟的家事阿姨到廣州幫我煮飯做家事。我非常不喜歡這樣的安排，但抗議後也無效，只好每天回家對她微笑一下後，就直接把自己關到房間去。

因為長期節食，也不需要她煮晚餐，那個阿姨常常呈現出一副百無聊賴的樣子。我其實都看在眼裡，但每天在學校經歷各種壓力之後，回到家就只想要一個人靜靜，實在沒有多餘的心力再照顧別人的心理。沒多久後，那個阿姨就離職了，家裡恢復成我一個人的空間。

在高中的時期，我也是有受到一些男同學的青睞，不過我常常不理解他們的意圖，會納悶他們到底在幹嘛？有個功課很好的男同學，他會打電話到我家，說要問我數學功課，可是我數學很差，為什麼我明明沒辦法幫助他解題，他還老是打電話來問我問題？另一個男同學只要我跟他有同一堂課，下課後他都會站在門口等我收拾好東西，幫我拉門讓我離開教室，就這樣重複了許多個月，我們一句話也沒說，就這樣一直持續到有一天他再也不再幫我拉門。

也有比較直接示好說喜歡我的，但我也就笑笑沒有回應，因為我實在太害怕任何不當的舉動會增加更多的流言蜚語，所以對任何男生都一概保持距離。

有一次我好不容易被邀請去同學家裡參加泳池派對，當時大家都玩成一片，女生坐在男生的肩膀上玩打水仗遊戲。我也很想加入一起玩，但不知道如何切入，觀望了半天，最後還是一個人靜靜地坐在泳池邊。

美國人學校每年都辦舞會，會場都會布置得很漂亮夢幻，當天參加的人也會精心打扮，我每次都很期待參與。在舞會裡通常都是男生邀請女生跳舞，不過幾乎不會有男生邀請我。有一次因為突然很想跳舞，我就自己主動地邀約了同班的男同學一起跳，雖然不熟但他答應了，但在歌曲結束後他馬上逃之夭夭。隔天開始我就聽到很多人嘰嘰喳喳的亂講話，「我只是想跳舞而已有這麼嚴重嗎？」我實在想不透。

學校每年都會安排一次中國國內的旅行當校外教學，學生們會被抽籤分配到不同的城市。有一次我被分配到某個我已經忘記是哪裡的城市，那個城市有溫泉，我們住的飯店裡有兩個大的溫泉池。某天行程結束回到飯店後，老師叫大家回房間換上泳衣就下來泡溫泉。我下樓到溫泉池的時候，同學們都集中在其中一個池裡有說有笑，當我也下去泡的時候，大家就有如蝗蟲過境一般，咻的一下全部跑到另一個溫泉池去，留下錯愕的我。

在十年級那年，我的情緒壓抑到了一個臨界點，我變得對一切都沒有感覺，內心只有空洞跟傷心。我受不了這一切，但不知道怎麼逃離，於是我在非常寒冷的冬天坐在淋浴間裡一直沖冷水，希望可以把自己沖出病來，當時覺得如果可以生一場大病離開人世間就再好不過了，反正我死了世界上不會有任何損失，也不會有人記得我。

可惜沒有如我所願，我並沒有生病，只是精神狀態很差。我還是打了電話跟我媽說我生病了，要她幫我請假一個禮拜，她照做了，並派了司機把我從廣州接回東莞。

回到家後我呈現很消極的狀態，雙眼無神的在家裡晃來晃去。

有一天早上，我趁家裡的人不注意，搭上從沒搭過的公車，漫無目的地坐車，最後在一個曾經去過的公園下了車，隨便亂晃了一陣之後在一個涼亭坐下來。我環抱住我的雙腳，坐在石頭做的長椅上覺得很無助，絕望與無奈的感覺環繞著我。

幾個小時過後我用手機撥了電話給媽媽，要她來公園接我，不久後她來了，沒有問我為什麼在公園。在家的這個禮拜我媽都沒跟我說上甚麼話，只是偶爾一起喝茶，我想她應該有發現我不太對勁，但也不知道該怎麼幫助我，最後我跟媽媽表示我再也受不了這間學校了。

學校不久前才剛換了一位新的校長，我媽寫了一封信給他，告知他我在學校被嚴重排擠的狀況，希望校長可以想辦法幫忙改善校風。校長很快地回了信，內容大致上是「因為工作的關係，我自己的小孩也得跟著我從美國轉學來到這所學校，目前也跟妳的孩子遇到一樣的狀況，一樣正在遭受排擠，我也很煩惱不知道該怎麼改善，如果妳有甚麼建議都歡迎跟我們說。」

我媽看完這封信，發覺校長並不能做出任何改變，於是決定幫我轉學。

其實不只學生會被同儕排擠，老師之間也會排擠老師，特別是新來的老師，我曾經也在落單的老師眼中看到跟我一樣失落的眼神。當時新加坡有一間設計藝術學院 Laselle College of the Arts（拉薩爾藝術學院）來到廣州拓展分校，媽媽因為一些關係認識了廣州分校的校長，雖然我從小沒有太多專業訓練，但我的美術天分一直都滿好的，於是他破例讓我在十五歲就上他們大學的課程。

不久後我就從美國人學校辦理休學，直接註冊入學了拉薩爾藝術學院為期兩年的平面設計課程。爸爸那時候不是很理解我的決定，他當時並沒有聽過這間學校，他認為美國人學校是更好的選擇，講出去也比較有面子。在我轉學後，當他商場上的朋友問起我在哪裡上學，他還是會回答在美國人學校。雖然聽到有點傷心，但也不知道能怎麼反駁這種不認同感，只能繼續過我的日子。

轉去拉薩爾學院後的生活漸漸好轉，學校也是全英文教學，不過裡面的人都很友善，大多數的同學是當地人，也有很多來自世界各地的學生。在那邊我交到了幾個朋友，中午同學們會約著一起吃午餐，課程我也都學得得心應手，很容易就得到不錯的成績，有時候生活甚至會有點容易到不真實的感覺。

有一次一群同學們約我假日一起出去吃飯，我非常開心，不過因為從來沒有被一群同學約出去吃過飯，我在家裡左思右想，實在想不透到底要怎麼在飯局結束後跟大家AA分帳。因為這樣的狀況從來沒有發生過，我也沒有辦法事先在我頭腦裡演練情境，我後來還是緊張到拒絕了。

當時學校有提供第二學年能到澳洲的姐妹學校當交換學生的選項，我一直很想趕快出國讀書換個環境。我跟爸媽提出想申請去澳洲學校的要求，這樣讀完兩年後我就可以馬上開始工作，不用再讀書了，但爸媽認為我年紀還小這樣不妥，還是希望我在這間學校畢業後再出國深造，我也就妥協了。

我開始思考我應該再去哪裡讀書，我想既然都學平面設計了，應該要續讀藝術相關的學校，但我也不知道世界上有哪些好學校，於是我就上網搜尋了「世界第一名的藝術大學」，結果顯示了倫敦的 Central Saint Martins College of Arts and Design（中央聖馬丁藝術與設計學院），於是我想：「那就這間吧！」

我查詢申請方式，發現在臺灣有個招生處，每隔一段時間，學校就會派老師飛來臺灣面試想入學的學生。我趁節假日回臺灣時去了一趟招生處，詢問了需要準備的資料，以及下次的面試時間後，馬上就登記參與下一次約半年後的面談甄試。

了解到需要準備的資料後，我開始風風火火地準備我的作品集，在同一時間我還需要完成拉薩爾學院的課業，那時幾乎天天都睡眠不足，每天的睡眠時間大概連三個小時都不到。因為我覺得自己的時間有限，當時可以傍晚十二點多睡覺，凌晨三點起床，起床一睜開眼睛就繼續趕作品集，然後去上學，回家後繼續做作品集到深夜，連續好幾個月的瘋狂循環。

雖然很累，但內心一直有一個聲音督促著自己只能成功，一定要順利申請上這所學校，這樣就能逃離這邊被救贖了。

我把這一切當成了一個希望，拚了命地去做。

當時用意志力跟腎上腺素撐著做作品集的能量，現在回想起來也是很驚訝我竟然可以做到那種地步，那是一種為了生存而爆發出的生命力。

一切都準備就緒，爸爸帶著我飛到臺北參加面試。我把我的作品集、素描本、拉薩爾學院老師寫的推薦函、雅思成績等等，全部放進了一個大箱子裡，像禮物一樣地用包裝紙包好，再用緞帶綁了一個蝴蝶結。輪到我面試時，我就把這大大的禮物盒放在面試官的桌上，並跟他說：「這裡面裝著我的天分。」面試官聽完淺淺地笑了一下。

接下來的面試都進行得滿順利，面試官一一看了我的作品與其它資料後，最後問了我一個問題，他問我為什麼會選擇到倫敦這個城市學習？

我當時愣了一下，因為我其實從來沒去過倫敦，也沒有事先調查過這個城市有甚麼特別的，我連它在世界上的哪裡都不知道，但我硬擠出了這個答案：「除了我很想在聖馬丁學習以外，我覺得倫敦是一個充滿豐富人文的地方，擁有許多美術館以及博物館，我非常期待在這樣的一個城市學習。」

講完後我故作鎮靜但內心緊張地看著面試官，不知道我的回答能不能讓他滿意。面試官隨即露出了笑容說：「倫敦的確是這樣的一個城市，充滿著藝術氣息，時常有各式各樣的藝文活動與展覽，相信妳會得到很好的學習。」然後當場就告知我被錄取了。

在開心地謝過面試官之後，招生處的工作人員帶我走出房間，在櫃檯跟我和爸爸做了後續的解說。她說面試官很喜歡我，也覺得我表現得很好，雖然我被錄取了，但我們可以回去想想要不要接受這個學位再來繳訂金。我爸很為我開心，我看到他臉上露出了愉悅的笑容，當下就表明要直接確認接受學位，馬上在現場繳了學費的訂金。

回到飯店後，我躺在床上內心充滿了喜悅與希望，有一種飄飄然的感覺，但也因為長期累積的壓力終於被釋放出來，我很快就沉沉地睡去。

大學

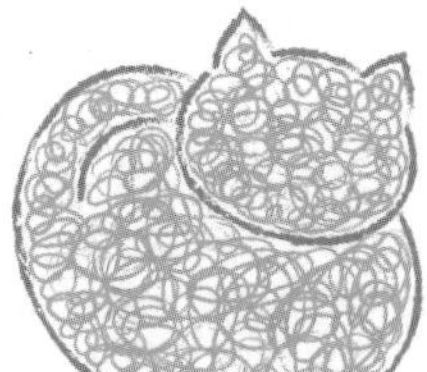

大學生活通常會需要搬離家中獨立生活，這對於有些自閉症族群的人來說是困難的。一開始獨立生活，會因為不知道怎麼規劃自己的時間、不知道怎麼打理家裡、維持整潔與秩序而呈現混亂，但經過一番觀察與研究（很有可能要花上幾年），還是有機會找出屬於自己生活的步調。大學時期的同儕這時心智也比較穩定成熟了，校園生活比起國高中時期相對輕鬆許多。

二〇〇七年的八月，我踏上了前往英國的路，爸媽送我到了海關入口，兩人都一臉不捨，媽媽眼睛淚汪汪的，我看著心裡也酸了起來。媽媽本來想跟著我一起去英國，但是我們全家都沒去過英國，人生地不熟，媽媽跟著我一起去其實幫助也不大，最後我決定自己一個人過去。我當時也沒多想，也不覺得害怕，覺得不過是搭個飛機，我以前也曾經自己搭過多次飛機回臺灣，應該差不多吧。

但沒想到原來搭長途飛機是非常不一樣的感覺。

我在飛機上非常不適應，完全睡不著，雙腳也因為長時間坐著而變得浮腫疼痛。

我坐在靠走道的位子，坐在我右邊靠窗的乘客一上飛機就吃了一顆安眠藥，我看他睡得好沉，心裡好羨慕。機艙內多數人看起來都很習慣長途飛行，他們換上飛機上附的紙拖鞋，有的看書，有的看影片，還有自帶枕頭的，看起來很放鬆。我有樣學樣地換了拖鞋，一邊心想著：「不知道我還要飛多少次才能適應這樣的航線？」

點開飛航地圖來看，發現才過了三小時，還有二十多個小時要熬。為了活動雙腳而刻意多跑了幾次廁所，以及硬看了幾部電影之後，我終於有了些睡意。稍微瞇了一下卻很快的被坐在右邊急著上廁所的乘客搖醒，昏昏沉沉之中飛機終於降落在倫敦的希斯洛機場。我艱難的把因為腫脹而大了一號的雙腳塞進鞋子，然後下了飛機。

一出飛機門，我隨即感覺到一股寒意，我身上只穿著一件 T-shirt 跟牛仔褲，八月份在臺灣還是大熱天阿，怎麼倫敦已經這麼冷了呢？

隨著機場內的指示燈走到海關處，在長長的人龍中排了很久的隊，輪到我時海關問了一些關於學校的問題後，叫我去一旁的房間拍肺部X光照，折騰了一番才終於放行讓我去領行李。機場入境大門打開的瞬間，倫敦的冷空氣撲鼻而來，接機處有好多不同的人種，各種沒看過的商店樣貌，空氣中瀰漫著的氣味也是我這輩子還沒聞過的。我有預約學校的接機服務，但我用眼睛來回掃了好幾次接機看板，都沒看到我的名字，只好到詢問櫃檯，透過廣播找尋我的司機。

過了十分鐘，司機小跑步向我跑來，說他等了好久等不到我差點就要離開了，真的幸好他沒離開，不然我可能會很焦慮。在車上我因為寒冷，小小發抖著，但還是目不轉睛地看著窗外的一切。放眼望去，一切都是新的，沒看過的建築外觀，沒看過的城市規劃，沒看過的種種。司機開過的路上有好多好壯觀的建築物，我不禁開始期待將要入住的宿舍，不知道是不是也很漂亮？

經過大約一個多小時的車程終於到達目的地，是一棟不起眼的建築物，在一個有點陰暗的區域。

宿舍的櫃檯人員是兼差的學生，他看起來不太喜歡他的工作，他用平淡不帶情感的口氣介紹了居住環境與規則，之後就把房間鑰匙跟我預定的棉被組交給我，隨後讓我搭乘一部只能容納兩到三人的電梯到達我宿舍的樓層。

進到房間把門關上的瞬間，我才突然意識到我是一個人，到了一個完全陌生的地方，沒有任何認識的人，那個瞬間恐慌孤單寂寞的感覺突然竄遍全身，我立即打了一通遠洋電話給爸媽。電話接通後，我隨即大哭了起來，我說：「我突然覺得好寂寞，都沒有認識的人，不知道該怎麼辦？」我爸媽兩人緊張的在電話另一頭安慰我，媽媽鼓勵我先出去買點吃的，看一下環境，讓心情平復一些。

我到達宿舍的時間是當地早上六點左右，那時宿舍的其他室友都還在睡覺，我也的確有點餓了，於是決定聽取我媽的建議出門去看看。下樓到街上後，看到不遠處有一間超商，當時街上人煙稀少，但走在路上還是不時感覺有眼光盯著我看，我加快腳步走了過去。

進了超商，裡面有好多沒看過的食材，一切看起來都很新奇，但因為還處在緊張焦慮的情緒中，不想在外面駐足太久，我選購了有吃過食物——優格跟麵包，速速結了帳就躲回了宿舍。

我坐在宿舍的廚房裡吃完了早餐，室友們還是沒起床，但我實在太想看到人了，於是我就坐在廚房裡等待，等室友們起床。等待過程中我觀察著環境，思考著：「為什麼整棟宿舍幾乎都是藍色的？藍色的漆，藍色的椅子，藍色的地毯，連我預定的棉被組都是藍色的，是一種學生感十足的藍，是因為藍色便宜嗎？還是藍色有助於放鬆心情？」

終於在八點多的時候我等到了一位室友，我儘量讓自己看起來好像很隨興的在廚房享用早餐。她跟我打了招呼，我故作輕鬆的跟她說我早上剛剛到，是妳們新的室友。她很熱情地介紹了宿舍的規定和設施，當她聽說我完全不熟倫敦的時候，她還很熱心地說要帶我出去走走。

一段時間後，我陸陸續續地認識了其他的室友，心也安了許多，我不再是一個人了。

自從熱心的室友帶我到倫敦市區晃了一圈之後我就敢自己出門了。那時還是沒有智慧型手機的年代，我出門前都會用電腦版的 Google Maps 先查好目的地的路線，把地圖列印出來，在頭腦裡來回演練去回的路程，從地鐵哪一站要搭到哪一站、需要在哪裡轉車，我都要事先想好，一切都查好了我才會安心地踏出門。

我一開始最喜歡去的地方是倫敦大橋附近，那是熱心室友帶我去的第一個地方，我覺得那附近很漂亮，沒事就會過去走走。不過沒想到從小聽到大的倫敦大橋看起來就像一座平凡到不行的橋，美麗的是旁邊的倫敦塔橋，我當時震驚到再三的跟熱心室友確認：「這真的是倫敦大橋嗎？」

在出發來倫敦之前，臺灣的招生處有預先辦一個說明會，我在會場上認識了一位臺灣女生，到倫敦後也跟她連絡上了。她一開始就選擇跟朋友在外面一起租屋，不住學生宿舍，她說這樣才能好好享受在倫敦的生活，我覺得這樣的想法好成熟。這對我來說是一個全新的觀念，我一開始完全沒有想過要享受在地生活這件事，只覺得能好好完成學業就好，她的這番言論給了我一個新的想法。

她邀我去她家參加新家落成派對，現場充滿了在英國留學的臺灣學生，而且還不限於我們學校內的，不知道她怎麼可以在這麼短的時間內認識這麼多人。吃著她做給大家的美味大阪燒，聽著派對中放的輕快音樂，我開始對全新的生活感到憧憬。

從小到大我學的英文都是美國腔，我到英國花了好一陣子才適應當地的腔調，倫敦當地的腔調光是東西南北就天差地遠了，更別說還有多種不同種族的英文腔，剛開始真的聽得很辛苦。

大致上我是這麼分辨美國跟英國腔調的：美國腔在我的腦裡聽起來就是不停地捲舌跟尾音上揚，英國腔聽起來每個字都像是注音的四聲。開學前我需要辦理銀行帳戶，但英國的銀行並不隨便讓學生開帳戶，必須要拿到學校開立的證明才能開戶，因為這件事我多次打去銀行詢問。英國銀行的客服很多都是外接到印度代辦，接線人員都操著一口濃濃的印度口音，我聽得非常吃力，他們講話的音調聽起來都自帶抖音，我需要皺著眉頭、極度專注才聽得懂。

到倫敦不久後，我認識了一些講中文的同學，有部分人當時英文能力還沒這麼好，需要打電話給各種客服的時候都會拜託我聽。我出於熱心就硬著頭皮幫他們接聽，雖然有點口音上的障礙，但我很努力的在操著各國濃重口音的客服人員口中聽出關鍵字眼，幸好最後都有幫上忙，沒有出錯。後來在這個種族大熔爐裡待上好多年後，我對於各種口音的英文聽力漸漸駕輕就熟了。

第一年學校教的是基礎課程，甚麼領域都讓我們學一些，讓我們探索自己的喜好。有時做作品沒有靈感時會有點痛苦，但大致上都過得滿開心，雖然那時我還沒有交到很知心的朋友，但同學們都很和善。

第二年開始要選專科，因為大一時我們的班導是產品設計師，因此我們班的同學大多都選擇了產品設計系，也包含了我。

第二學年開始，我還是一如往常的自己去食堂吃午飯，我也習慣一個人了，對於交朋友這件事我本來已經認命，就這樣靜靜的好像也不錯。沒想到有五位同班同學從食堂走過時看到我一個人，就走過來問：「妳怎麼一個人吃飯啊？跟我們一起吃啊！」於是接下來的三年，這群人就成了我最好的朋友。

在學校時我們天天一起吃飯、一起約出去玩、去校外吃美食、放假時去遊樂園玩、互相慶祝對方的生日、偶爾還會去其中一人家裡過夜，只要我們大家在一起的時候就是笑聲不斷。如果我們之中有人心情不好或遇到困難，大家也會圍在一起安慰他、幫助他，他們讓我認識到最真誠的友情。雖然我們這組人現在分隔多地，但我們的友誼都還一直維持著，我辦婚禮的時候大家也都願意從各地飛來臺灣參加，這樣的情誼是我以前想都沒想過能擁有的。

我大學死黨中的兩位好朋友 May 跟 Sheila，她們的思考邏輯跟我很相似，每當我有煩惱或心情不好的時候，她們總是能用很正向的方式鼓勵我。如果我遇到不順的事情，她們會跟我說：「至少妳學到了一個經驗，知道這樣行不通，下次就可以嘗試別的方式。」常常聽她們這樣說著說著，我的想法也潛移默化地變得比較正向。跟她們相處讓我感到很自在，有一種彼此很容易就能理解對方的感覺，跟她們在一起時，我的各種狀態都是被接受的，就算我有時候怪怪的，她們也都能包容，很難融入團體的我終於不再是異類。

最近在我得到自閉症診斷後，我透過網路跟她們聊，她們竟然也覺得自己多少也有，因為她們各自的爸爸都有自閉症特質，她們覺得自己應該都有被遺傳到，這讓我很驚訝，這是我們之前聊天沒聊過的話題。

我在搜尋資料的時候有查到，在自閉症光譜上的人很容易吸引到同是光譜上的人做朋友，或許冥冥之中我們也因為有這樣的特質而聚在一起了吧。

我在美國人學校時大家常常會抱來抱去，我了解到這是一種友好的表現，可以表示彼此感情很好，也可以安慰別人，還聽說抱抱有股神奇的力量。到了英國，我發現英國人更愛抱抱，每天見面都要抱，有些抱完還要親臉！再見也抱、傷心也抱、開心也抱、達成了什麼成就也要抱，真的是抱到沒完沒了。雖然我沒有很喜歡被抱，但竟然都來到這邊了，覺得就應該要入境隨俗，忍著內心的尷尬，我也開始模仿式的跟朋友們抱了起來。但我每次被抱或抱別人的時候我都會疑惑：「這樣有抱對嗎？姿勢對嗎？對方有感受到什麼嗎？我有安慰到他嗎？」

直到今天，我都還是沒辦法享受抱人與被抱，每次必須抱的時候我都有種空洞的感覺，必須忍耐個幾秒鐘。抱抱「神奇的力量」對我來說還是一個謎，那到底是什麼？

大一時我認識了一位美國女生，她在我升二年級的某一天跑來找我，說她知道我會拉小提琴，我們的大學社團沒有音樂社，她問我願不願意跟她一起創辦音樂社團，她當社長我當副社長。我聽到又驚又喜，因為從來沒有人找我做這樣的事情，也很驚訝她怎麼會認為我有能力？

我一直認為媽媽在工作上是很有領導能力的人，於是我打了一通電話給媽媽跟她說了這件事，我問：「我不認為我的音樂能力有這麼好，我這樣能帶領社團嗎？」

媽媽說：「好的領袖不需要是能力最好，只要組織能力夠好，能召集到優秀的人才就能組成一個團隊。」

我聽完後決定試試看，帶著忐忑不安的心，答應了共同創立音樂社團的邀請。

創立社團後我幾乎一頭栽入，每天的心思都在上面。很快的我們社團底下有了多個分支，有管弦樂團、合唱團以及各種風格的樂團。我每天都穿梭在各種需要處理的事件中，我為了管弦樂團及合唱團到英國皇家音樂學院找來了指揮，為樂團跟學校申請需要添購的設備以及團練室，還需要安排表演時間及場地、跟學校申請預算、設計宣傳海報，除此之外還要辦活動吸引更多社員加入，同時自己也要參與多個社團的練習。

社團雖然很忙，占據了我大學生活大半的時間，但我做得很有成就感，我也第一次感覺到被重視，能帶領這麼多人一起參與社團活動，是我以前從來沒有想過的事。從中我學到了更好的溝通技巧，也發掘了頭腦中的組織能力。

但我常常不小心攬下過多的事情，把不屬於自己分內的事也一併做完了，社團的事忙到三更半夜而不自知是常有的事。每次辦活動，我都會在頭腦裡想所有需要處理的事項，一遍一遍圖像化地走過所有的細節，直到在頭腦裡一切都完美了我才會去執行。那些年辦的活動幾乎都很順利，都如計劃般地進行，社團的團員們感覺都很喜歡我，後來還選了我當社長。

這位找我一起創辦音樂社團的美國女生，我一直到畢業回到臺灣後才意識到她很想跟我當好朋友，我當下並不理解，還常常覺得跟她出去心理壓力很大，並經常在心中埋怨她沒有放足夠的心思在社團經營上。她會約我去公園划船、一起慶祝她的生日、到她家組裝 IKEA 家具、甚至希望我能當她的室友，像日本漫畫《NANA》那樣。她約我出門的時候我常常想著要用甚麼理由逃脫，幫她組家具的時候覺得：「為什麼這麼簡單的事需要我大老遠跑來幫忙？」當她提出想要跟我當室友的時候，我跟她說：「我只習慣一個人住。」進而婉拒。

在我離開英國的前天，她趕來跟我見面，還做了一本我們之間的回憶錄給我，裡面貼了好多照片，滿滿地記錄著這幾年我們一起做過的事情。近期我們已經鮮少聯絡，後來再翻起那本回憶錄的時候心中充滿了感動，也會感嘆當時沒有好好珍惜這段友情。

創立音樂社團後，一位社員介紹我跟一個在流行音樂大學的學生認識，當時他正在找小提琴手組團。他精通多種樂器，主要是彈貝斯，他給我聽了他創作的歌曲，訴說了樂團未來的藍圖，就這樣我加入了獨立樂團。我是他第一個團員，一開始只有我們兩個，漸漸加入我們的有一位鼓手，一位中提琴手，還有一位吉他手。

接下來的好幾年，我們每周都聚在一起排練，有時還瘋狂的在大半夜的時候練習。我們到各種不同的酒吧裡表演，有時還到別的城市演出。這個團一直維繫了好多年，直到我回到臺灣後才解散。

說真的，當時我並沒有放足夠的心思在樂團上，現在回想起來，才發覺留學時有這樣的經驗其實很難能可貴。雖然我很喜歡跟樂團演出和練團，但我其實沒辦法私底下跟他們當上很好的朋友，大家在一起時我也常常很難說上幾句話，幸好他們沒有太在意我的個性。

在大二的那一年，我被邀請去看了一個在校生主辦的展覽，場地非常的大，是一個歷史悠久建築物的地下室。我逛完整個展區後的感想是：「天啊，辦的真爛！這樣也能辦展覽？那我也可以辦！」基於這樣的衝動，我把想法告訴大學的摯友們，他們聽完後都覺得這是一個好點子，願意跟我一起辦展覽。

他們覺得我是發起者，自然應該當主要的策展人，其他人分別擔任了祕書、場地規劃、廣告製作、網頁架設等的角色。我主要的任務是去洽談場地，找贊助廠商以及召集展覽者。在幾次的討論後，我們決定把展覽主題訂為《夢》（Dreams Exhibition），參展作品可以是任何形式，只要符合主題條件就可以。

我們的目標是召集到五十位參展人士，每位收費六十英鎊。

設定好目標後，我開始到處去尋找有意願參展的人。我先從我們班以及音樂社團開始詢問，還去了其他班級和科系。我鼓起勇氣在大家面前發表了我從前最害怕的演說，清楚告知了這次展覽的內容，以及參展的相關資訊。消息很快就傳開了，在短短一個多禮拜內就召集到了五十位參展人士。

經過了幾個月如火如荼的準備後，展覽順利地展開了，吸引了不少人來看展，參展的人員們也都很開心。在展覽期間發生了一段小插曲，有位劇裝設計系的臺灣女生參展，她展了一件婚紗，做得非常精緻漂亮。她不斷的跟我表示來參展真的很開心，並興奮地說：「以後妳結婚婚紗我來幫我你做！」我聽到的當下心裡緊張地想：「可是我想要自己去挑選婚紗，怎麼辦，我該怎麼婉拒她？」我在腦中到處調資料，想要用最不傷人的方式拒絕她，結果脫口而出的話卻是：「是妳自己想做吧！」

我以為這樣說可以達到輕鬆開玩笑的效果，但並沒有如我所意，我說完後那個女生臉上的線條開始扭曲，出現了不悅的表情！

「死定了！我又說錯話了，她這輩子應該都不想再跟我當朋友了吧。」我想。

果然，展覽結束後她就再也沒跟我聯絡了。

我後來有學到，遇到這類的狀況其實對方通常都只是說說而已，並不需要把它當真，這時候只需要回答「謝謝」就好。可惜那次是我第一次遇到這種狀況，還沒學會這類狀況所謂正確的應對方式，因此失去了一段友誼。

學校的課我也不是完全都喜歡，特別是上學術課的時候，講師投入的在臺上嗶哩叭啦一直說，但那些在我耳裡聽起來就像是雜音，只覺得時間過得很漫長。有時我實在受不了，感覺就像坐在針毯上怎樣都坐不住，礙於禮貌又不能隨便離席，於是整堂課就不停的在位子上前後搖擺身體直到下課。有時我這樣做會引來旁邊同學的斜眼，但不這樣我真的沒辦法清醒地待在座位上。

近期通過研究，我才了解到，原來前後搖擺身體這件事對於患有自閉症類群障礙症的人來說，是有助於放鬆的，當內在有壓力又不得不與之抵抗的時候，這樣做有助於壓力釋放。這樣的行為叫做「Stimming」，是一種自我刺激，自閉症的 Stimming 行為包含了前後搖擺、不停地跳來跳去、來回踱步、長時間盯著光以及旋轉的物品等。

在學校我最喜歡製作模型的時光。我喜歡那些木作的機器，看著機器透過旋轉，一圈一圈雕塑出我要的形狀，這個過程對我來說很療癒，我可以花上一整天，在工作室裡製作我的作品也不覺得累。

我們每項作業都需要附上一本厚厚的設計解說本，裡面要包含作品的靈感來源、做過的調查、發想的過程、模型的設計以及最後的成果展現。但不知道為什麼，我一直沒有辦法理解解說本裡到底需要什麼？就算老師解釋了很多次還是聽不懂，每次交上去的本子我都不是很確定自己到底有沒有做對。

有一次，我的解說本就因此被評了一個不及格。當時我被分配到的指導老師跟我們說：「解說本的字要越少越好，最好是能用圖案本身呈現最好。」不知道為什麼，這句話就有如魔咒般一直環繞在我腦中，像是被設定了一樣，覺得不能有太多字是一個要求，我甚至更極端的理解成解說本裡面就是一個字都不能有，最後我交上了一本完全只有圖、沒有文字解說的解說本。

當這個本子被要求重新製作的時候，我並沒辦法理解我做錯了什麼，幸好我有大學朋友可以問，他們跟我解釋我需要加上文字才能令人理解，並給我參考他們的作品，我照做後老師重新幫我評了不錯的分數。

因為同時要忙學業又忙社團，我一直處在極端忙碌的狀態。每天去學校都是大包小包，身上又是作品集又是小提琴，還有背在背後的包包。一開始我在倫敦買了臺腳踏車，打算之後都騎車去上學，我很享受騎車時風吹過臉龐的感覺，還能沿路觀賞倫敦大大小小的景點，這些讓我感到很自在。

但隨著要帶出門的東西越來越多，我不得不選擇搭乘尖峰時刻壅擠的地鐵。搭地鐵對我來說相當焦慮，特別是人多時，一路上有太多的聲音、太多的廣告看板以及光線不斷地刺激著我的感官。

當我快受不了的時候會在心裡默數一到一百，不斷地重複。這是我從小就會用的方式，每當遇到受不了但必須忍受的狀況，我就會不停地數數，這樣做可以分散注意力並維持穩定的情緒。

當時的我因為不擅長分配時間，認為自己每天能做的事情很多，經常在一天內塞入過多的行程，沒有留足夠的休息時間給自己，每天回到家，幾乎都是虛脫的狀態，隨便塞一些東西入口後，就倒在沙發上看小時候看過的宮崎駿卡通。雖然都已經看到會背了，但熟悉的事物對我來說有療癒的效果，也經常就這樣不小心睡著。

我在大學時養了貓，有貓咪的陪伴讓我感覺比較不孤單，貓咪對我來說有穩定情緒的幫助。比起人類，了解一隻貓對我來說似乎更為簡單一些，貓咪的表達能力都是直接的，喜歡與否都明確表達，不像人類一樣客套來客套去，真的好懂許多。而且我發現貓咪很多狀態跟自閉症類群的人滿像的，比如說不善社交、不太喜歡跟人對眼、不喜歡太常被摸、對光跟聲音敏感、很容易被小東西吸引、偶爾突發性暴躁的情緒、不喜歡改變、常常做出沒有禮貌的反應、固執等等，這些感覺都跟我滿像的，我好像很容易理解牠們。

可惜人類不像貓咪一樣毛茸茸的很可愛，貓咪就算有這些個性都還是會被接納、會被喜歡，人類有這樣的個性就會被要求改變，不然難以融入社會。

自從大學開始養貓後，我的身邊就一直有貓咪相伴，就像心靈支柱一般。

婚後我養的一隻貓咪甚至自告奮勇地當起了我的情感支持動物（emotional support animal），我不知道牠怎麼做到的，但每次只要我的情緒有點起伏，講話聲線提高，牠就會感受到我的狀況處在崩潰邊緣。這時候就算牠睡得再熟也會突然出面在我面前對我堅定的「喵」，提醒我要控制好自己的情緒，然後牠會一直待在我身旁，用一種不帶評判的眼神看著我，確定我都沒事了之後才會離開。

很神奇的，每次我家貓對我喵一下後，我的情緒就會突然鎮定許多，也因為牠發現我都會聽牠的話，所以至今都還一直維持著這個行為模式。甚至如果我跟我先生開始要有口角了，貓也會過來站在我們中間喵一大聲，表示不准我們吵架。我想我這輩子應該都離不開貓咪了吧。

大學四年就在充實忙碌的狀態下結束了，真的可以用一轉眼來形容，除了課業上學習到的知識外，就學時期得到的友誼和帶領社團的經驗對我來說更為寶貴，這是我在上大學以前不認為我能得到與做到的事。

工作

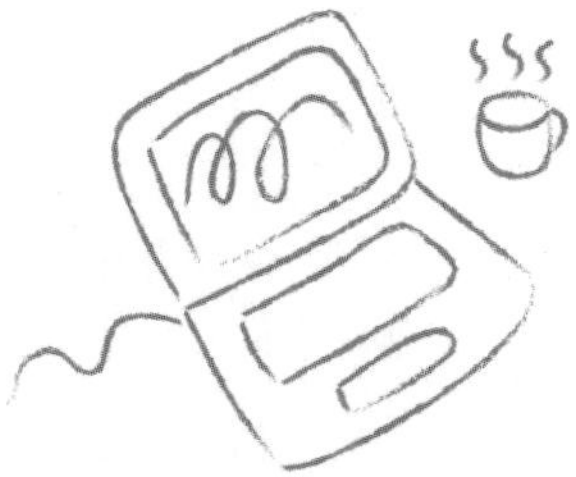

一般身心障礙人士在就業上遇到的困難可能是缺乏學經歷，但許多自閉症類群的人是擁有足夠的學歷的，這類人在工作上更常遇到的問題是在面試時和同事之間的相處。很多人會認為自閉症族群喜歡安穩、變化性不高的工作，但我覺得還是要看個性。我跟妹妹就屬於相對通才型，只要我們有心有興趣，許多事情經過一番為時不久的研究都可以做得有模有樣。

我對未來有很多不切實際的想法，對許多行業都抱有很大的好奇心，只是這個世界現在做事很看文憑跟經驗，加上每天的時間也很有限，所以很難想做哪一行就隨時轉行，不然很多工作我都想嘗試看看。

「妳是做甚麼的？」這個問題一直都很困擾我，因為我會做的事很多，很難只有一個答案，我不知道該怎麼回答時我就會回答：「家庭主婦。」這似乎可以讓大部分眼巴巴等著我答案的人滿意。

我其實一直對於金錢沒甚麼太精確的概念，我對於擁有多少、付出多少、損失多少常常沒有太大的感覺，很多事都是因為真心想做而做，不太計較金錢。

媽媽跟妹妹都屬於精打細算型，有時看著媽媽為了一百塊殺價殺得面紅耳赤，我心裡都會默默地想：「何必呢？」一直到結婚成家多年後，因為家庭上的開銷，與常常聽先生分析生意上的價錢與成本，對於金錢才稍微有了一些概念。

我在辦公室上班的經驗非常少，大概只有短短幾年而已。我從小就知道我對於需要長期坐在辦公室的工作類型沒有興趣，而且我想做的事情好多，興趣很廣，如果時間都被綁在一間公司內，我會覺得很可惜。

我畢業後並沒有去設計師事務所上班，雖然我很喜歡設計，但又很害怕到公司上班，所以大學畢業後就沒有向任何設計公司投過履歷。礙於我不擅長推銷自己，所以至今做的設計案大多是為親朋好友而做，不過光是看到他們很滿意我的作品，並因為我的設計帶來生意上的效應，我就感到很滿足了。

畢業後，我和大學好友 Sheila 和 May 在英國創立了一個貓咪項圈品牌「Tiny Meow」。起因是當時我要幫我的貓咪買項圈，但都找不到漂亮的，就算是到了最頂級的百貨公司，也沒看到我喜歡的項圈，於是我興起了自創品牌的想法。

做了一陣子事前準備跟市場調查後，我說服 Sheila 和 May 加入我，在一番討論後她們終於答應，事情就這樣展開了。

我們開始設計款式、研究貓咪項圈適合的材質、訂定製作的規格、製作網頁、包裝、拍攝產品照片等等，準備了約三個多月商品上架了。很幸運的，不久後我們開始接到一些訂單，這增加了我們的信心。我們一起經歷了在 Amazon 上架、在寵物精品網站上架、到市集擺攤以及在知名雜誌刊登廣告。

這一切我們堅持了約兩年，最後在我決定回臺灣不久後結束了。雖然有點可惜，但少了一個人執行上就有點困難，於是在大家商量下決定幫這門生意畫下一個還算不錯的句點。

工作對我來說一直都是因為好玩、有興趣才會願意做。

我的第一份工作是十七歲在拉薩爾設計學院的時候，當時我們有個實習的科目，實習的公司可以由學校指派或自己尋找。由於我想回臺灣住一段時間，我找了一間位在臺北的公司，應徵了他們平面設計師的職缺。雖然實習只為期短短三個月，但這段工作帶給我許多快樂。

我覺得我喜歡這段工作的原因，主要是終於能有人生的主控權，可以離開家裡並決定自己的一切，有一種自由的感覺。早上我會到附近的餐車買早餐到公司吃，有時候甚至一次買兩份，吃兩份早餐是我住在家裡時沒有的選擇，可以自在地選擇我想吃的食物讓我覺得很幸福。公司有規定大家要輪流打掃衛生，輪到我的時候，我連掃地都覺得有趣。中午幫大家訂餐或打電話幫大家訂飲料，我也都覺得很愉悅，被需要的感覺真好，同事們也都對我很友善。在公司的這三個月內，我幫他們的產品設計了包裝，還幫公司架設一個網站，這些都讓我充滿了成就感。

到英國的初期，我跟著同學們一起去足球場內打工賣漢堡和炸魚薯條，並不是因為我缺錢，只是這些是我沒做過的事，我很好奇，想要理解賣這些東西的感受是如何？之前不知道是在電視上還是書上看到的資訊，說很多到國外的留學生都會去中餐館打工，我的頭腦像是被設定了一樣，覺得到國外留學就應該要到中餐館打工，於是我也去應徵了，不過在中餐館工作並沒有我想像中的好玩，我很快就失去興趣並提了離職。父母知道我去做這些工作的時候都滿驚訝的，他們覺得有給我足夠的生活費，根本不需要去賺外快。但我就是想要嘗試，我想知道在各行各業中工作是甚麼樣的感覺？

我、Sheila 和 May 三人都很喜歡烘焙，大學畢業後我們也常常聚在一起烤東西。我們注意到有一間烘焙店來學校徵人，專門要在糖霜餅乾上面繪製圖案，於是我們三人一起去應徵了這份工作。一開始這份工作感覺很夢幻，也帶給我們許多樂趣，一邊畫畫還可以一邊賺錢感覺滿不錯，而且還能多學一門技巧。

當時我們每天都很期待去上班，為繪製新造型的餅乾感到興奮，但隨著每天要繪製幾百片餅乾後，工作開始變得乏味，漸漸地感覺自己好像變成加工機器人。為了不讓靈魂枯竭，一年後我們都陸續離開了這份工作。

大學的時候，有幾個美妝美髮系的同學找我當模特兒拍攝作品，我很喜歡也很享受這種創作過程，於是在畢業後加入了倫敦的模特兒經紀公司，接了一些平面、MV、廣告拍攝的工作。可以在工作時被畫上美美的妝，穿上平時不會穿的衣服，從攝影師的角度看到不同樣貌的自己，這些都讓我覺得很有趣。

不過在工作被確認前，要經過冗長的試鏡與等待，一開始心情容易忐忑不安，畢竟要跟其他女孩競爭同樣的一個位子，難免會對自己有許多懷疑，但經歷多了以後心理狀態就比較坦然了。我從不斷地試鏡中接觸到許多不同的人種，認識了不同樣貌的美，漸漸地建立起自信心，覺得自己也是其中一種不同的樣貌。從這份工作中我也間接學了不少攝影相關的知識，對於相機構圖以及光影的投射有了不錯的概念。

在倫敦當模特兒的經驗讓我有了星夢。透過媽媽的介紹，認識了一位曾經幫知名藝人出唱片的臺灣音樂製作人。我們透過網路來回聯絡，他看了一些我在英國樂團演出的影片，聽我唱歌以後表示想要栽培我，希望我能回臺灣跟他會面。我當時覺得這是一個很好的機會，父母也很希望我能回來，因此就順勢從英國回到了臺灣。

到臺北跟這位製作人見幾次面後，我和媽媽都發現他非常不對勁，他很明顯有嚴重的精神問題，談話間還表示在我們的合作關係中，我還需要照顧他的起居。

於是我們婉拒了。

破局後，又有一間公司表示願意幫我出唱片，當時我像是找到一塊浮木般，馬上就答應了。但在我寫了好幾首歌，跟他們來回開了好幾次會之後，如戲劇性的一般，這間公司竟然破產倒閉了。

當我還在不知所措時，強大的媽媽又透過關係把我介紹到電視臺上班。

在公司，我時不時會得到一些零星的臨演機會，也被訓練了一些新聞播報的技巧，雖然不確定我志在不在這，但當時也搞不太清楚自己到底要什麼了。

這份工作讓我經歷了文化衝擊，不同於英國接受多元化的美感，當時臺灣電視臺的環境對於美的定義只有一種，基本上就是又白又瘦。在那個環境，我的外貌經常被否定，我對自己也越來越沒有自信，很努力的把自己改造成能被公司認可的樣貌。

不過這樣的我其實非常痛苦，因為我的內心並不認同這麼狹隘的審美觀。

那時候我非常孤單，連一個朋友也沒有，同事們也都非常疏遠。下班後獨自去吃飯，偶爾自己去看一場電影。週末時我會一個人眼神空洞地看著窗外，迷惘地想著不知道下一步該怎麼走，該怎麼度過接下來的兩天，常常坐在租屋處樓中樓的臺階上環抱著膝蓋流眼淚。

低迷一陣子後我決定去學 Salsa。

我一直都對舞蹈很有興趣，能學個新才藝又能當運動好像也不錯。Salsa 課的老師很鼓勵大家上完初階課程後多去參加 Salsa 舞會，老師說這樣會進步得更快。在臺北平日就有好幾個場地舉辦常態性舞會，週末能參加 Salsa Party 的地方選擇更多。

在舞池裡，通常都是由男生來邀約女生跳舞，女生屬於選擇的一方。

每次參加 Salsa 舞會，我的身邊總是有源源不斷來邀舞的男生，常常都是被包圍的狀態，幾個月下來還累積了許多追求者，我在舞會裡受歡迎的程度與我在公司的待遇呈現兩極。我不禁思考：「大眾的審美喜好真的只限於主流媒體呈現的那般嗎？」

我花了一點時間決定我到底要相信哪一邊的審美觀，最後我決定離開待了兩年的電視臺，這樣對我的身心比較健康。

在跳 Salsa 的期間，我常常看到有一位學長拿著樂器來教室上課，每次我的眼光都會被吸過去，好奇樂器盒裡面到底裝著什麼樂器，會音樂的男生總是特別吸引我。那位學長總是笑瞇瞇的，跳舞時拍子很好，很會帶女生跳舞，也跟我跳過幾次舞。

有一天他在臉書上加我好友，我接受好友邀請不久後，他就傳了訊息來：「我看了妳的大頭貼照片，妳會拉小提琴喔？」

我回覆：「是啊，我會，我從小就學琴，不過我很久沒拉琴了。我看你每次來教室都帶了一把樂器，請問那是什麼啊？」

過了一會兒學長傳來：「是薩克斯風，我是爵士樂手，我每個禮拜三都有表演喔！妳要不要帶你的小提琴一起來臺上玩？」

我讀完訊息後緊張地回覆：「我不會用小提琴拉爵士樂啦，我只會唱一兩首爵士歌曲，或許可以唱歌吧。我還是去看你表演就好了啦。」

於是我跟學長約了下個禮拜三去看他表演。

在這之後的沒多久我們就開始交往，戀情進行得很順利，兩年後我們舉辦了婚禮。

結婚至今，一轉眼婚姻已經邁入第六年。

婚姻

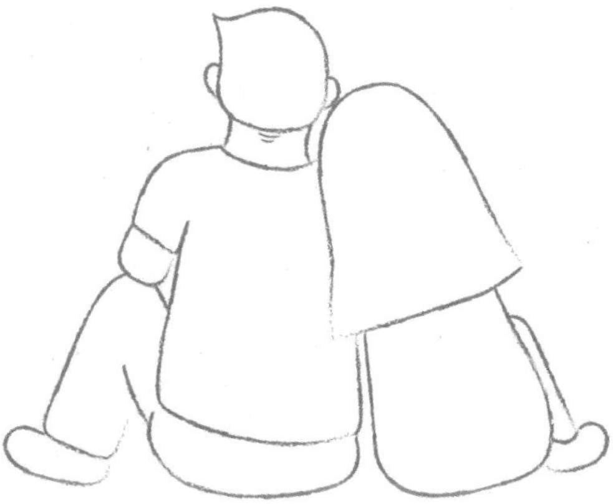

戀愛對於自閉症族群的人來說不是一件簡單的事，這需要大量以及複雜的社交技巧，還要有能辨別好人與壞人的能力。現在往回看，在我個人的戀愛經驗中，我也曾經不自覺地讓自己暴露在危險之中，我現在能毫髮無傷地坐在這邊寫書，真的是多虧我命大吧。在我搜尋到的資料中顯示，自閉症族群之中大概只有5%的人會結婚，我很幸運地成為了這少數人中的其中之一。

交往沒多久，我就發現我先生是個很有責任感的人，每天只要有空就上下班接送，帶我吃晚餐再送我回家，只要不忙一定會陪我，而且用手機聯絡隨時都找的到人，讓我感受到滿滿的安全感。

我離開電視臺時，剛好臺北的房子租約到期了，當時租了一間約六坪的樓中樓房子在臺北市大安區。附近的機能很好，但室內空間太小，我還在思考要不要續約時，當時還是男朋友的先生說他家附近有房子要招租，問我要不要去看看。那是一間位在文山區的房子，房子空間很大，有三十坪，三房兩廳，離捷運站也很近，租金只比我當時的租金多兩千元而已。「可是房子這麼大，就我一個人住感覺好空虛。」我猶豫地說。我先生想了一下回覆：「那我也搬來一起住吧！」就這樣，我們同居了。

我花了三個月開心地布置房子，但等一切都弄好後我突然患上了憂鬱症。我其實一直都有輕微的憂鬱症，但之前都可以靠著忙碌的生活掩蓋過去，至少每天都有必需要完成的事。但這次因為離職了，突然覺得人生完全沒有目標，感覺所有的夢想都被壓在地上磨成了粉。

那陣子睡覺時會很害怕明天的到來，起床時會很害怕睜開眼睛，因為每天對我來說都是一樣的沒有意義，日復一日，沒有什麼事情能讓我提起興趣。我每天行屍走肉般在家裡晃蕩，不是癱在沙發上，就是癱在床上。我先生當時也沒多說什麼，吃飯時間到他會把我拎出去吃飯，吃完飯再把我放回沙發上繼續癱著，偶爾有空就帶我出去走走、去泡溫泉，也會鼓勵我在他表演的場所唱唱爵士歌，就這樣一直在我身旁默默地陪伴。

直到有天我開始提筆畫畫，上網賣賣自己做的小卡片，做糖霜餅乾到市集販售，我才從嚴重的憂鬱症中走出來一些，雖然這兩個小事業沒有持續太久，但對當時的我來說是很大的幫助。

同居一年後的暑假，妹妹要到美國波士頓讀書。我跟我先生一直都很想到紐約看看，於是決定與我妹一同前往美國，把她安頓好後我們再去紐約走走。在紐約我跟先生最喜歡的地方是布魯克林大橋附近的 Dumbo 區域，那邊真的好美，海岸線是一棟一棟聳立的高樓大廈，旁邊還看得到自由女神。在紐約短短的幾個禮拜，我們就重複到訪了這個區域好幾次。

紐約有一間很有名的牛排館叫做「Peter Luger」，我先生的朋友強力推薦我們到紐約一定要去吃，雖然位子不好訂，但我們還是很幸運地訂到了比較冷門的下午用餐時段。Peter Luger 果然不負盛名，至今仍榮登我心中牛排排名第一。當天用完餐後因為 Dumbo

就在附近，我先生就提議再去走走。我們悠哉牽著手散步，沿路經過了一張張公園式的長板凳，最後選了一張最靠近自由女神雕像的位子坐下。

聊了幾句以後，我先生突然從包包裡拿出一個 Tiffany 的小禮物盒給我並要我打開，我當下很開心，以為他要送我美麗的項鍊。拉開了緞帶，打開了蓋子，在我取出了一個絨布盒子的時候，我先生突然從我手中把盒子拿了過去打開後單腳下跪，接著說了一串有點結巴的話後問我：「妳願意嫁給我嗎？」

我看了盒子裡的鑽戒，又抬頭看了看他，思緒呆了幾秒，我沒有意料到這件事情的發生。接著我馬上在頭腦裡用最快的速度做了一個 excel 表格，在表格裡把嫁給他的好，與嫁給他的壞分別條列式地列了出來，最後總結出嫁給他的好比壞的項目多了很多，於是我答應了求婚。

隨後他生疏的把戒指套進了我的無名指，並抱著我留下開心的眼淚。

我雖然抱著他，但當下還在震驚自己原來被求婚時腦中竟然會列表格，我曾以為我會像電影裡演的一樣，被求婚的當下會馬上答應並且哭得唏哩嘩啦，沒想到我理性到不可思議。多年後我跟先生坦誠我被求婚時的內心戲，他聽完大笑說：「原來我在那邊跪很久，緊張得要命，妳竟然在心裡面列表格！」

還在交往時，每到假日，只要我先生有空他都會安排一些活動。有一次他約我到大安森林公園跑步，跑完後帶我到附近的冰店吃冰，結果就因為那次，之後只要我們去大安森林公園跑步，結束後我就會想要吃冰。一開始他覺得我這個設定很可愛，每次笑完我後還是會帶我去吃。不過開始同居後，他漸漸發現我的設定還真多，有時候這些設定造成的結果是有趣的，但很多時候帶來的卻是災難。

我可以因為我先生出門時說了想吃什麼，結果到了目的地他突然改變想吃別間餐廳就發脾氣，我不喜歡設定好的事情被改變。有些在別人眼裡看起來無關痛癢的小改動，有時卻造成我情緒崩潰。我的崩潰常常是潰堤式的哭泣，嚴重時大概從一樓就可以聽到我在三樓的哭喊聲，有時候還伴隨著跺腳、拉扯自己的頭髮跟丟東西。

每次情緒恢復後，我都會對我糟糕的情緒管理能力感到很沮喪，事後都會一直跟我先生道歉。我們當時並不知道這是症狀的一環，這種突如其來又無法控制的情緒宣泄，讓我先生在婚姻的初期受了許多委屈，幸好他都願意忍讓我。

這個族群裡的人因應改變的反應都不盡相同，有些人可以因為被朋友取消一場餐聚就心煩到睡不著覺，有些人會因為工作計畫進行到一半被改變或取消就動怒。

對我來說，我很早就意識到外人都是不可控因素，所以改變是必然，當計劃被外人取消或改動，我通常就不會太在意，最多只會困惑一下。但當對象是我最親最在意的家人，特別是我先生講的話，我都會很認真對待，所以當我的計劃與設定被這些家人干擾時我就會有情緒。不過我在外面幾乎沒有失態過，就算心裡再崩潰再不開心我都會儘量忍耐，只有在家裡我認為是安全的環境才會讓自己不受限制地顯露情緒。

我很喜歡過節，因為節日的日期都是設定好的，不管什麼節日只要能過的我都想過。有一次我先生生日，我請他出門吃大餐，回來後他因為公事纏身，有點不耐煩地說：「快點快點，蛋糕趕快拿出來，蠟燭趕快吹一吹，禮物送一送。」我聽完他這番話馬上當場大哭著說：「不是這樣的，不是這樣的，這樣根本不浪漫！」

我先生回嘴了幾句之後，我們就吵了起來。

接著我把燈一關，去廚房拿了蛋糕點了蠟燭，捧著蛋糕一邊哭一邊唱著生日快樂歌走出來。看到這樣的畫面，我先生笑了出來說：「妳竟然這樣還唱得出生日快樂歌！」

我哭著說：「可是生日就是要吃蛋糕唱生日歌啊！」

隨後我先生抱了抱我，跟我道了歉後把蠟燭吹了和我一起享用蛋糕。

被診斷後，我先生說好多事都合理了，我之前常常會問他：「我這樣會不會很奇怪、說這句話會不會很失禮、我做這樣的反應合不合適？」他一直都很疑惑為什麼我不能自己分辨，還曾經以為我是不是故意在鬧他，現在才知道原來我是真的不理解。現在當我再問類似這樣的問題，或當我又不能理解對方的意思的時候，我先生都會很盡責地充當翻譯。

我先生很喜歡一間拉麵店，有陣子他幾乎每個禮拜都去報到，店員們也都跟他很熟識。有次我們一起去吃麵的時候，店員好意的多送了一碗湯給我們，但那碗湯可能不小心調味下手過重，整碗湯鹹到幾乎不能入口，我跟我先生各喝了一口湯後都被鹹到皺起了眉頭。

店員經過我們旁邊時友善地問了我先生：「湯好喝嗎？」

我先生回：「好喝，謝謝。」

等店員離開後，我低聲問我先生：「你為什麼要說謊？」

等離開麵店後我先生跟我解釋：「因為那碗湯是送的，所以不好意思要求店家啊！」

有一次我媽跟我妹吵架，我媽傳了長長的訊息跟我敘述了我妹的罪行，還順便把我也唸了一頓。我被罵的一頭霧水，明明我就沒有參與到這個事件。要是以前，我就會生氣地打電話去跟我媽理論，但這樣子做通常都沒有好的結局。

被診斷後，我開始要求自己在情緒爆發前要儘量稍候一會兒，先把事情釐清，看到底有沒有必要為這件事生氣。於是我拿著簡訊去找我先生，並問他：「我媽傳這些到底是什麼意思啊？」

我先生看完簡訊說：「妳媽很傷心啦！」

我驚訝地傳了訊息問我媽：「媽媽妳在傷心嗎？」

我媽看到訊息後隨即撥了電話過來：「對啦我很傷心！剛剛看到妳傳來這句話，我眼淚都流下來了，妳終於懂我了！」

我曾經沒有辦法理解人為什麼要聊天，而且常常會覺得聊天很無聊又浪費時間，大部分的內容都沒有重點。

「為什麼這麼小的事都要講出來分享？為什麼講這些會有人想聽呢？」我經常這樣子想。而且就算我很有邏輯地為對方的煩惱想了解決的方式，對方通常也只是敷衍聽聽而已，並不會採取行動，那這樣聊天到底有什麼意義呢？

近期我才意識到，原來花時間跟朋友聊天是增進感情的一個行為，對方說的話並沒有必要有結論，也不需要有實質上的幫助，只要願意分享時間給對方，就能達到陪伴跟維護友誼的效果。

前一陣子妹妹剛從美國畢業回來，找到機會就一直拉著我講話。

我問我先生：「為什麼我妹有這麼多話可以說啊？」

我先生回覆：「妳妹覺得很孤單啦，她剛從美國回來沒有朋友所以找妳聊聊天啊！」

聽完我才恍然大悟，原來一直找人聊天是孤單的表現。

我妹雖然也曾跟我一樣需要透過觀察學習社交，也有過需要研究什麼時機需要笑、什麼時機需要擺出什麼表情的時期，但她認為她被症狀影響的狀態沒有我深，她的聊天與口述能力也比我好很多。

有次我妹打電話來跟我聊天，說她遇到一個女生讓她感覺很不舒服，花了半個多小時跟我講這件事。其實我對於講電話一直有一些困擾，因為看不到對方，我常常會分不清什麼時候該輪到我開口，有時會停頓太久，有時又會不小心在對方話還沒講完時就開口說話，變成我跟對方同時在講話。我發現我妹在電話裡講了一段話後會停下來等我的反應，如果是她在美國的姐妹淘這時候應該會講一些激動的話吧，但因為故事還沒聽完，我還不知道該說些什麼，所以一直留了讓她失望的空白。

在聽完妹妹全部的敘述後，我開始理性地幫她分析狀況，她卻不悅地說：「妳以為我不懂這些嗎？我只是要妳跟我一起罵她而已。」

我卻又繼續不解風情地說：「可是我跟她無冤無仇，為什麼要罵她？」或許就是因為這樣不通人情，所以我的朋友很少吧。

有時候看到路上一群好姐妹手勾著手一邊聊天一邊大笑地走在路上，我都會很好奇那是什麼感覺。剛從英國回臺灣時有認識幾個女生，我自以為跟她們很好，但後來竟然相繼得到被利用、封鎖或不再聯絡的下場。當時我一直反省自己到底又做錯了什麼？但想來想去也想不透。現在我已經能接受社交就是我的弱項，友誼這件事就隨緣吧。

幸好現在我先生能同理並了解症狀對我造成的影響，不然他也曾對我沒有彈性空間的死頭腦有諸多不解，常常會覺得我真是好氣又好笑。

在我確診後，先生說要跟我玩個測試，要讓我剪他的指甲，不過只給我剪三隻手指甲就不繼續讓我剪。我拿起指甲刀，剪了我先生三隻指甲後他突然就把手收回，藏在背後，說什麼也不肯讓我再剪，還說：「指甲是我的，我有權利選擇不繼續剪吧！」雖然我的頭腦清楚地知道他在跟我玩，但我覺得沒有剪完全部十隻手指的指甲真的好痛苦，感覺事情做到一半沒完成。

一開始我一邊拉著他的手一邊笑，拜託他伸出手讓我剪完，不要讓我這麼痛苦，但他說什麼都不願意伸出手，結果拉著拉著我就哭了出來，但又覺得自己因為這樣而哭很蠢，於是就邊哭邊笑。我先生看我這樣無奈地說：「妳真的很誇張耶！」然後才把手伸出來讓我把剩下的指甲剪完。

我從小就沒什麼睡午覺的習慣，不過我先生有。

我最近開始學我想學很久的吉他。

某次我先生要睡午覺的時候我問他：「你睡午覺的時候我可以彈吉他嗎？」他回：「可以，把門帶上就好。」結果就像一種指令似的，變成每次他一睡午覺我就想彈吉他。

有一天中午我先生終於受不了了，從房間走出來時臉色很差地說：「以後我睡覺妳不要彈吉他好不好？」我疑惑地說：「可是你之前說可以……」後來因為標準不定，我們說好以後他睡午覺我一律不彈吉他。

我先生是一位樂手，他平時沒有演出時都在家處理行政工作，我婚後也幾乎都在家當家庭主婦，所以我們待在一起的時間很長。我很黏我先生，只要他一外出工作，我就會傳很多訊息給他，有時候打字，有時候傳家裡貓咪的照片或網路上可愛動物的影片給他，讓他知道我很想他。

有一天他下班回家後臉色很差，他說：「妳這樣一直傳訊我很困擾，我工作時一直被打擾，每次妳傳訊來，我都會擔心會不會是客戶找我，不得不一直看手機！」

我想了一下說：「好，那以後你出門我一律不傳訊息給你。」

我先生聽完卻又表示規則不用訂得這麼死。

我說：「可是不這樣我真的分不清，不然以後當你覺得我可以傳訊息給你的時候，你先傳給我，我再回你。」於是我們達成了共識。

我覺得我的頭腦是生來解決問題，屬於目標傾向。好處是專注力強、決策快，連買東西也是目的性地拿了就走，不喜歡閒逛，但壞處是容易顯得沒有情感跟同理心。如果我正在做事，比如說在做家事，我先生突然走過來抱我，我就會呈現僵硬木頭人的狀態，心理忍耐等待着他趕快抱完，要繼續完成手上的事，完全沒辦法像電視裡演的一樣，把手邊的事放下轉過去回抱我先生。

現在因為我先生了解我，他打斷我做事的時候還會故意鬧著我說：「我打斷了妳的目標了吧！哈哈，我就是要抱妳，讓妳頭腦轉不過來。」這時就會換我覺得他好氣又好笑。

有次我先生工作回來後跟我抱怨最近工作很累無力感很重，還因此有點焦慮，我就回他：「那就不要做了啊！」他聽完馬上大發脾氣。

我當下沒辦法理解他為什麼要生氣，我的回答不是給了一個解決方式嗎？待他情緒緩和後我問他：「為什麼我說那句話會讓你生氣啊？」他說：「我工作不做了要怎麼養家？而且我在抱怨工作也不代表我要離開這個行業啊！我一下子轉行是要做什麼？我說那些話只是希望能得到一點安慰，並不是要妳幫我解決什麼問題。」我聽完後露出抱歉的表情並點點頭。

我先生喜歡睡前跟我聊聊天，有一晚他跟我聊起了心事，我試著表現出一副理解的樣子，不時發出「嗯，嗯。」的聲音表示同理。因為同樣的事情他說過太多遍了，我也試過幫他想解決方式，但通常會被他反駁，有時講錯話他還會生氣，在我多方嘗試後發現這類的話題最好的回答就是：「嗯，嗯。」表示有在聽、有關心就夠了，不用介入太多。

那晚他又情緒激動地描述心中的不滿，講一講還會自省是不是不該這麼極端，不過多年來這類的話每次大概都是相似的套路，所以當他停頓時我以為他講完了，就睡著了。

隔天起床我先生說：「昨晚睡前我話還沒講完妳就睡著了！」

我感到很不好意思，緊張地道歉：「啊！對不起，對不起！我以為你說完了。」

我先生苦笑了一下。

我想我們的婚姻能夠維持，一定是因為我先生對我有很大的容忍度。我的注意力很容易被小細節或小動物吸引，有時候我跟先生聊天，話講到一半，眼睛突然掃到他的手指頭邊邊翹起的一塊死皮，我就會受不了想要馬上剪掉。

一開始我先生還會提醒我等一下再剪，先把話講完，但這樣子通常接下來講的話我都會講不清楚，思緒飄來飄去。幾次下來，就算話題被中斷，我先生現在都會讓我先把在意的小事先處理掉，再繼續話題。有次我先生在跟我訴說讓他心煩的事，突然我家的貓從我們面前走過去，我的注意力就被吸走開始追著牠玩。

結束後我先生默默地走過來說：「我剛剛話都還沒講完妳就跑去跟貓玩。」

我完全沒發現自己竟然做出這麼沒禮貌的事，馬上急著回：「真是不好意思，那你繼續說。」我先生擺出一臉拿我沒轍的樣子說道：「已經不煩了啦，沒事了。」

偶爾我會脫口而出非常白目的話而不自知，被先生提醒後才驚覺自己說了很丟臉的話。剛跟我先生交往不久時，我常常黏在他身邊，跟進跟出，他的大小演出只要我能參加的我都會去看，那陣子他都會開玩笑地說我是「愛相隨」。

某一次表演，我也一樣黏答答地跟去看，休息時他介紹一位前輩樂手老師給我認識，表示我是他的女朋友。我很開心的跟她打招呼，然後跟老師說：「我最近姓愛。」

老師睜大眼睛地看著我說：「蛤？」

我以為她沒聽清楚，我就用更大一倍的聲音跟她說：「我最近姓愛！」

她眼睛又睜得更大了。

然後我看她還是沒聽懂，我才補充到：「愛相隨的愛。」

她終於鬆了一口氣地回：「喔……」

表演結束後我先生開著車，開了一段路後他說：「妳剛剛很尷尬耶！」

我一臉疑惑地問：「我怎麼了嗎？」

他說：「妳剛剛說妳最近性愛。」

我回：「我哪有，我是說我姓愛……啊……天啊，好尷尬喔！我剛剛不是那個意思，我都沒發現，完全沒往那邊想。天啊！」理解後我捂著臉覺得真是丟臉丟到家了！

我口語表達能力不是很好，可能是圖像思考的關係，我有時候會以為自己已經表達得很清楚了，但其實常常發生我話只講一半沒有講完，或事情形容不完全的狀況。有時候有些話因為已經在我腦袋裡想過一遍了，我甚至會分不清楚這句話我講出來了沒有。

有一陣子我先生都穿同樣的幾件衣服，我看得很膩，我問他可不可以穿點別的衣服讓我看，我跟他說：「我想要一個新的老公。」

我老公聽完大笑著說：「妳是想要一個穿新衣服的老公吧，新的老公是要換一個老公的意思耶！」被他點出我的語病以後我們兩個一起抱著肚子大笑。

我們都很喜歡看電影，一有空就會窩在沙發上一起看片。有一次看了一部懸疑片，結尾是開放式結局，看完後我們繼續坐在沙發上分析討論劇情。我興奮地發表高論：「我覺得那邊就是他這樣，所以他跟他才會那樣，最後那邊他才會跟他說那句話……」

我先生聽得一頭霧水：「誒，妳話都說不清楚，他是誰，他又是誰啦，我又看不到妳頭腦裡的畫面，妳一直說他他他我怎麼知道妳在指誰？」

被他這麼一說我才意識到我又在用腦中的畫面跟人對話了，我忘記那些畫面是在我腦裡，只有我才看得到。

偶爾我會冒出像這樣的話：「麻煩拿桌上第二罐乳液給我。」

我先生聽完就會無奈地問：「哪一罐是第二罐啊？」

我才意識到自己話又沒說清楚，然後尷尬地說：「啊！對不起，我又忘記只有我自己懂乳液在腦中的編號了，麻煩拿藍色的那罐乳液給我，謝謝。」

我們在臺北租房子，倒垃圾會需要定時定點到樓下等垃圾車。有一次我倒垃圾時，垃圾車上的大哥對著我笑了一下，我想他是想要對我表示友善。但之後幾次倒垃圾時他也都認出了我，對我笑咪咪的，於是我就對於倒垃圾這件事心生恐懼了。一個陌生人但又要常常見面，我不知道這樣子的狀態我該怎麼反應，但心裡又很矛盾，覺得他應該只是要表示親切，我不應該這麼小題大做。結果因為想太多，導致倒垃圾前心理壓力都很大。跟先生說了狀況後，他沒多問就直接說：「那以後垃圾都我倒。」

從同居到婚後，我跟我先生一直住在臺北同一間租屋裡，前前後後一共住了五年多，直到房東把房子收回。我從小到大因為父母的工作與就學的關係，經歷了無數次的搬家，我真的很希望能夠安定下來。

於是我想到了高雄的老家，我出生長大充滿美好回憶的房子，那裡已經好多年沒有家人住了，都出租給附近大學的學生。雖然是老公寓，但環境純樸又靠近海邊，我一直都很想念那邊。我問我先生願不願意跟我一起搬回高雄住，思考兩個禮拜以後他答應了，他覺得既然他的工作形態可以帶著走，換個環境住住也不錯。

我一直都有自己裝潢房子的夢想，於是就趁著這次，動手把家裡的老公寓大翻修。除了水電與廚房系統櫃，所有的泥作、補土、批土、油漆還有地板我都堅持自己來。我先生每天都累到快翻過去，中間我們還因此吵了幾次架，我卻還是樂在其中，覺得做工很好玩，感覺很像以前在做產品設計的模型，只是一切都放大了。那幾個月我每天頭腦都在不停地轉，非常專注執著地規劃需要購買的材料、研究材料的使用方式、計算材料的施做時間、買傢俱、燈具等等，無時無刻都非常的忙碌。但也因為這樣忽略了我先生，我先生時不時就笑我心中只有油漆和補土。

有一天我先生開車載我一起去施工，我在路上突然跟他說：「我好像不愛你了。」我先生聽完臉色一沉，他說他聽了很傷心。經歷四個多月後，房子終於裝潢好了，我們都很滿意成果，我心中的重擔也終於放下。然後我突然意識到我還是愛我先生的，我跟我先生說：「我發現我現在又有愛你的感覺了耶，原來我之前只是因為太忙碌，把所有的感覺都關起來了，現在感覺又回來了。對不起，原來那是叫做『太忙太累』不是我不愛你。我很愛你。」

我先生聽完後拼命調侃了我一番，然後還是笑笑地接受了我的道歉。

我現在的心理狀態趨於穩定，大部分都要歸功於我先生。他讓我感受到前所未有的包容與安全感，在他面前我可以真的做自己，就算我再矬，說話再白目，再怎麼不諳世事，他都不會想要改變我。從交往到現在，他每天都誇獎我很漂亮，就算明明剛睡醒頭髮亂七八糟、氣色不好臉上長痘痘、衣服亂穿他都照樣誇獎，有時候我也會被誇到有點心虛，但我那逝去的自信心也就被他這樣一點一滴慢慢地誇回來了。

我常常會笑稱他是我的「軍師」，在我理不清自己也理不清別人的時候，我現在多了一個靠山可以問。有了他，我的人生像多了一個導航功能，能在我迷失方向時幫助我導回正軌，日子也相對輕鬆安穩了許多。

家族

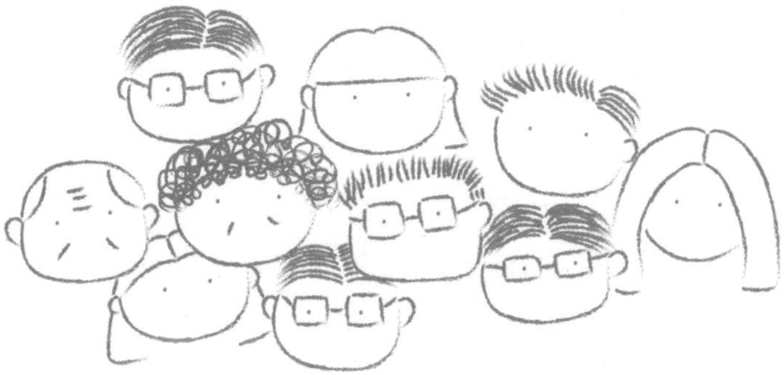

接受心理諮商的那幾個月，心理諮商師說，有許多自閉症確診的小孩被父母帶來諮商，希望能讓他們的小孩透過某種矯正成為正常人，或改變一些不適當的行為。但在言談中，諮商師常常發現小孩父母本身的症狀比小孩還嚴重，經過提點卻不願意承認。

自閉症有很大的機率是家族遺傳。

被確診為自閉症類群障礙症對我來說是一個晚來的答案，在診斷的路上有困惑、不甘心、失落、自憐，但在好好地釐清這一切後，我現在視診斷為一個禮物，幸好有它，我才能解答這一生遇到的許多狀況。有時候還真希望能更早知道有這個症狀，越早越好，或許這樣人生就能過得順遂一些。

透過回顧一生，我一直在思考，為什麼我的症狀會一直被忽略到三十一歲，難道成長過程中大人沒有覺得我有異樣嗎？

我花了一些時間分析這個問題，我想我一直沒被發現有異樣的原因有三個：

一、那個年代大眾對自閉症的了解不全，相關知識也不夠普遍。

二、爸爸那邊的家人似乎或多或少都有這個基因，因為家族裡大多數的人都是這樣，所以就沒有誰特別奇怪。

三、經常性地搬家加上長年在國外生活，所以出現不適應或不習慣都會被當成是正常的反應。

而且在我小時候，安靜沒有想法的小孩是被鼓勵的，只要你不吵不鬧不要煩大人，功課正常就是「乖」，其他的就沒有這麼重要。

我之前在網路上亂逛，看到一位法國多國語言學者寫的自閉症自傳叫做《我只是在不同的道路上》，書的簡介引用了書中的一段話：「當我一個人在房間，不覺得自己有自閉症，但當我走出房間，我的很多動作與反應都變得不合格……」

雖然當時我沒有購買這本書來看，但光是這句話就充分地解釋了我內心的感受，甚至可以延伸到我家人的狀況。

爸爸那邊的家族是個大家庭，有爺爺、奶奶、姑姑、叔叔、許多堂弟堂妹、表弟表妹，我是家裡孫子輩的第一個小孩，是家裡的大姊。小時候有好幾年的時間，一間三十幾坪的公寓裡面擠了快十位親戚，大家都住在一起。

我用現在得到的知識再去看這些親人，我發現他們多多少少都有被遺傳到這個症狀，是一個很強烈的家族基因。但因為人多勢眾，所以當大家表現異於常人的時候，在家族裡其實反倒是很正常，反而是嫁娶這個家族的人成了異類。

每年過年我爸都會帶整個家族的人到同一間餐廳吃一桌豐盛澎湃的料理，記得我第一次帶我先生回娘家過年，吃飯吃到一半時，我先生偷偷地問我：「妳們家人吃飯怎麼都不說話啊？」我轉頭看看周圍其他桌的家庭吃飯都有說有笑的，我才突然意識到我們家的不同，我跟我先生說：「我們家一直都是這樣耶！」

一開始我先生還誤以為我的家人們都很冷酷不跟他說話，或是還沒接納他，回家吃飯都覺得有點尷尬。但幾年下來加上現在對自閉症的了解，他也習慣我們家就是這樣了，這樣的舉止並不是針對誰。

吃完飯回到家後，娘家的大家族會一如往常地圍著電視坐，除了奶奶跟姑姑會偶爾聊兩句電視上藝人的八卦，全家人幾乎不發一語。就算誰想到什麼問題問了誰什麼話，回答通常都是簡短有力，話題馬上就會結束，我眾多弟弟妹妹們的視線也永遠都是一直盯著電視或手機螢幕看。

這種景象，從我有印象以來家人的互動就一直都是這樣，除了很小的時候小朋友們還會聚在一起玩一下，不然幾乎是十年如一日的安靜。

我跟我爸也幾乎是不太講話，就算有講話，一般也是他單方面在說話。他會說他有興趣的生意經、國際局勢或投資之類的事，高談闊論一番後，頭就撇開了。如果我想加入他的話題，或者對他剛剛說的內容有什麼見解，他都會一律回：「喔喔，嗯嗯，呵呵……」之後就默默飄回房間。

有一天他難得開口：「我們家就是大家坐著不講話就知道彼此關心。」

我當下覺得這句話怪怪的，但一時沒辦法反駁。

要是以前，我就會覺得他要這樣想就算了，但現在的我決定要更勇敢地表達自己，於是在想了兩天之後我傳了一封簡訊給我爸：「不是這樣的，爸爸，你關心不說出來，永遠都沒有人知道你在關心他。」

我跟我爸說了我的診斷結果後，我問他：「你仔細想想，你的溝通能力是不是都是模仿和練習而來的？」

他想了一下回答：「好像是耶，我都會去觀察別人在什麼場合說什麼話，從中學習適當的表現方式。比方從前我抵達沒去過的高級場合，我會先觀察在場人們的行為，從怎麼品酒到其他的一些餐桌禮儀，並模仿學習，好讓自己能融入。」

我爸剛創業時，有好幾個股東很明顯是他效仿的對象，對方買什麼牌子的衣服他就跟著買，買到整個衣櫥都是那個牌子，他們打高爾夫球就跟著打，打麻將也跟著打，跟客戶交際應酬的方式也都做得一模一樣，講話的語氣也越來越類似。

在他腦中，成功的第一步就是先複製成功人士的樣貌。

我跟他說：「我覺得我的基因是從你身上遺傳來的，我認為我們家族的人應該都有這個基因。」我給他看了書，還有相關的電影與影片，過了大半年我們再相見時，我爸說他覺得自己的確就像我說的，他應該也是有相同的症狀。

他說：「我從開始開車以來，每當遇到紅燈，就會開始把前面車的車牌號碼用一些數學公式算在一起，這臺車算完了算另一臺車，一直到綠燈為止，遇到下一個紅燈又會再重複。我也沒辦法理解為什麼人要閒聊，每次朋友跟我聊生活瑣事，我都覺得很無聊，很浪費時間，為什麼這種事情也要拿出來講？我現在回臺灣不是都要隔離嗎？一般人都說在飯店隔離多痛苦多無聊，我反而超級享受隔離的！每天都可以按我的計劃安排時間，可以追劇、學英文、看股票、在房間運動，而且完全沒有人會打擾我。」

我爸再婚的阿姨在中國大陸做直銷做到金字塔頂端，我爸退休後就跟這個阿姨一起住在濟南，偶爾會幫忙一起策劃她的直銷活動。

我爸接著說：「有一次我幫妳阿姨策劃活動，流程規劃都已經在我頭腦裡跑過很多遍，我覺得是一個非常完美的計畫。活動當天也都如同計劃中的一樣，進行的很順利，結果在最後，妳阿姨突然跑來跟我說：『活動最後的結尾我要改一下喔！』我當場暴怒跟她說：『我再也不要幫妳規劃任何活動了！』我心中的計劃這麼完美，結果她給我胡亂更改！」

我爸是笑著講完這段的，因為他現在理解症狀大致上的樣貌，知道不能接受改變是其中一個特質，現在已經可以拿這件事自嘲了。

我跟我爸的關係有了飛躍式的進步，以前我們沒辦法互相理解的很多事情似乎突然間都化解了，也更能理解同理彼此的行為。

我爸現在打電話來，偶爾會尷尬僵硬地說：「爸爸愛妳喔！」聽到的時候，我都會覺得刻意到很好笑，但嘴角也不禁上揚，因為我知道他已經很努力了。他以前打電話給我，幾乎都是來交代事情，命令完就結束了。現在他打電話給我會先問：「妳最近好嗎？」

我都會很驚訝他竟然會問候我，這是他最近新學會的對話技能。

有次他傳簡訊來問我：「妳什麼時候上臺北？」

我回：「後天，怎麼了嗎？要順便幫你處理什麼嗎？」

他回：「沒事，只是關心一下。」

我看完會心一笑地回覆：「我太習慣你傳訊給我都是要我幫你辦事了。」

我爸接著回了我一個貼圖大笑臉。

還有一次他打電話來我沒接到，看到時我剛好在忙，於是我傳訊問他：「怎麼了嗎？」我爸回覆：「沒事，只是想跟你通個電話而已。」這類的對話，我活了三十多年從來沒聽他跟我講過，沒想到現在我爸也可以說得出暖暖的話。

我現在漸漸地了解，我跟我爸的代溝很多時候是源於我問錯問題，理解後甚至會覺得他有點可愛。我爸長年在中國大陸工作，也常常會飛到世界各國做生意，我從小就很少看到他。新冠疫情爆發後我們又更少見面，現在差不多一年見一次吧。他每次到臺北都必定有個宴請股東們吃飯的行程，如果我也在臺北，就會邀我一起參加，有時候我一年見到他一面的機會也是在這種飯局上。

那天陪他跟他的股東們吃完飯後，我和先生開車載我爸回飯店。

因為隔天他又要飛去別的地方了，於是我問我爸：「爸爸，你這次來去匆匆，明天又要飛走了，剛剛在飯局上也沒跟你講到幾句話，等一下去你飯店房間坐坐好不好？」

我爸回我：「我房間很小。」要是我以前聽到我爸這樣子回覆我，我一定會很傷心地以為我爸不關心我不愛我，但因為現在有了相關知識，我知道是我問錯問題了。

我先生也發現了這個狀況，於是邊開車邊跟我爸補充：「爸爸，你女兒很想你啦，她很久沒看到你，所以想跟你聊聊天啦。」我爸這時才聽懂，隨即露出笑容說：「喔，好啊，呵呵呵，呵呵呵，不然我們去星巴克。」後來因為時間太晚星巴克已經打烊，我們改到他飯店樓下的大廳坐著聊天。

我們大約聊了二十多分鐘，我爸隨性的跟我分享了他觀察到症狀對他的影響、世界金融的脈動、阿姨的事業之後，我發現他的眼睛一直忍不住往電梯的方向瞄。

我問他：「你是不是想上樓休息了。」

他說：「對，我今天太早起了。」於是我們道晚安後就離開了。

我爸這種藏不住的誠實肢體語言，現在在我眼裡看來覺得很有趣。

得到診斷後，我回去跟我的家人都講了一番，有些家人跟我一樣有被點醒的感覺，有些家人雖然明顯有症狀，但因為人生目前似乎都還算順遂就比較不以為意。

我嬸嬸聽完我對症狀的闡述後，跟我說了一件事：「之前有一次我在家裡哭得很傷心，妳叔叔就坐在沙發上繼續看他的報紙，妳兩個堂弟也無動於衷的繼續盯著電視看，都沒有人來安慰我。」

在這之前，我嬸嬸一直無法理解他們當年的行為。

我姑姑是一個溫順的人，身材高高的但舉止溫柔，是一位護士。她每天準時上下班，回家後吃飯看電視，傍晚準時進房間休息，休假最喜歡待在家裡，這樣固定重複的行程讓她覺得很安心。姑姑不喜歡出門玩，因為要適應新的床，新的環境，她會覺得很焦慮，連她的同學朋友們要約她一起出遊都很難約得動。

在新冠疫情發生前，姑姑好不容易答應了她以前的同學要一起去韓國玩，旅行社費用都繳好了，假也請了，結果疫情突然蔓延開來。

疫情爆發的當下大家都很害怕，她的同學們打電話問她要不要取消，結果她怎麼樣都不願意取消，她覺得已經安排好的行程不能變動，一定要去！

最後是旅行社自己宣布行程取消並退費，姑姑才終於死心放棄。

同樣的事也發生在爸爸身上。

疫情初期，剛好是農曆新年，我爸從濟南回到高雄陪伴家人一起過年，結果疫情突然大爆發，中國大陸境內封城的消息頻傳，情勢非常緊張。當時所有國家都還處在一陣混亂中，完全沒有配套措施，疫苗研發連邊都還沒沾上。我爸因為回程的機票已經訂好了，說什麼都要坐上那班飛機。

我勸他：「現在局勢不明感覺很危險，要不要把機票延後？」

他堅持已經訂好的計畫不能改變，於是就照原案飛走了。

幸好他後來也沒染疫，但當下真的很令人擔心。

我的表妹，姑姑的女兒，很明顯也有症狀。

姑姑說表妹小時候一直到很晚才講話，話也講不清楚。語言起始年齡比同年齡的孩子還晚是自閉症類群障礙症的一個徵兆，我媽也提過我小時候說話不太清楚的事，就連現在社交能力比我好太多的妹妹，小時候也有語言遲緩，沒有辦法清楚表達自己的問題。現在表妹長大了，她跟我表示她講話也是由觀察練習而來，即時應對對她來說也是很弱的一環。因為她的個性誠實到不可思議，她在找工作時遇到了一些問題。

有一次她去面試，她覺得過程都很順利，到最後面試官問她：「我們這個工作偶爾會需要配合加班，妳可以接受嗎？」她說她那時聽完只想到：「可是我想要跟男朋友約會耶！」於是不小心對面試官說了一聲大大的「蛤……」

她說聲音發出的當下她就覺得「慘了，這個工作又要沒了。」但事發太快，完全來不及控制，果不其然之後就沒收到錄取通知了。

表妹的男朋友跟我爆料，有一次表妹想要買運動內衣，她在出門時已經想好等一下要買一件運動內衣，結帳時店員跟她說：「運動內衣全面買一送一喔，妳再挑一件吧。」

她呆了一下跟店員說：「不用沒關係。」

店員跟她男朋友驚訝地說：「不拿白不拿耶！」

她還是回：「可是我只要買一件。」

最後是她男朋友跟她說：「不然妳拿一件送我。」她才勉為其難的再帶了一件。

這讓我想到有一次跟家人一起去泡溫泉，也發生了類似的事件。

我和我先生帶著我媽跟我妹來到一間很漂亮的溫泉旅館，我跟櫃臺人員說：「我們要兩間湯屋。」

櫃臺人員回覆：「好的，我們現在湯屋加一元就送精緻下午茶喔，請問有需要嗎？」

我心裡一直想著我們泡完湯就要去吃飯了，我就回：「不用謝謝。」

我先生馬上插話：「加一元而已，當然要啊！」

後來經由家人解釋，我頭腦才慢慢轉過來，其實這是店家要送你吃下午茶的意思。

我懷疑症狀能追溯到最遠的源頭是我的爺爺奶奶。奶奶和藹可親，總是面帶微笑，但她的話非常少，也很少表達自己的需求，就算有說話也都非常簡短，而且我發現奶奶經常會重複對方說過的話。

比如我吃飯時跟奶奶說：「這個沾醬好吃！」

奶奶就會笑笑地說：「沾醬好吃。」

或我被問到先生在哪，我回答：「他在臺北，最近有工作。」

奶奶也會跟在我後面說：「最近有工作。」

對初次見面的人來說，可能不是很明顯，但長年跟她相處下來，我發現她聊天的內容差不多70%都是不自知的在重複對方過說的話，好像她認為有說話就是聊天。

像鸚鵡一樣重複別人的話語也是自閉症症狀的特徵之一。

爺爺奶奶生活很規律，每天準時睡覺、起床、吃飯，時間到了去運動，從我有印象以來他們一直就是這樣，如果生活上有太大的變動他們都會很緊張，爺爺甚至會睡不著覺。比如要帶他們去旅行，都要提早很多天跟他們說，爺爺會需要很長的時間考慮，最後也常常因為沒辦法接受生活上的改變而拒絕。如果答應要去，在出發前的那陣子，見到我一次就要問一次旅行的事，希望能知道行程上所有的細節。

爺爺對於設定好的事被改變也會動怒。

爺爺奶奶家有請固定的清潔人員每個禮拜來做居家清潔，中秋節那陣子，已經做了兩年多的清潔人員離職了，於是清潔公司派了新的人員來。那陣子家裡收了很多禮盒，爺爺說其中一盒鳳梨酥要轉送給這位新來的清潔人員，不過奶奶非常反對，她認為新來的人才來掃了兩次，每次我奶奶都不滿意，而且跟她反應時態度還很差。

於是那盒鳳梨酥就被大家拿來吃了。

爺爺發現時大發雷霆，平時話也不多的他還對奶奶飆了三字經，然後拿了幾塊別的禮盒的糕餅放進原本鳳梨酥禮盒的空格中，就把禮盒藏起來不給別人吃了。

我跟家人提議再去買一盒新的鳳梨酥讓爺爺送禮，他們都勸我不必了，他有自己的堅持，就是要送那一盒。過了幾天清潔人員來時爺爺送出了禮盒，但並沒有如他所願的被對方感激，因為那位清潔人員在下個禮拜就提離職了。

我發現爺爺也有很明顯人際關係判斷上的障礙，他沒辦法清楚分析一個人是敵是友，也很容易把所有跟他接觸過、只聊過一兩句話的人當成摯友，單方面的大量付出。

多年前有位親戚因為找工作一直不太順利，拜託我爸讓他到他公司底下上班，我爸欣然答應，也很提拔他，但後來卻爆出被這位親戚私吞了大量公款的狀況。沒想到我爺爺竟然還在事發後，邀請這位心懷不軌的親戚來家裡吃飯款待他，還逼迫我爸出席，無法分辨是非的狀態令人瞠目結舌。

雖然其他家族成員都沒有去醫院診斷，但透過這些年所搜集、研究的資料，我滿確定家裡的人多少都有被遺傳到這個基因。曾經家族帶給我的一些傷害，我現在也能儘量用得到的知識去同理他們的行為模式。雖然我很愛我的家人，現在也比較了解他們，但心理也不得不對家族的人多築一道防護牆，以免他們無心的話語再次刺傷我。

我姑姑那天問我：「妳現在還會對妳爸很失望嗎？」

我說：「知道家裡有自閉症的基因後，可以比較理解爸爸的行為了。」

我姑姑說：「對嘛，我從來沒看過比妳爸更好的人，給家裡這麼多錢，真的是一個很好的人。」

聽著我心愛的姑姑用這麼簡潔的一段話，總結了這位帶給我三十多年混沌生命的爸爸，我想再多的解釋也只是徒勞，於是我頓了一下後微笑回應：「嗯。」

或許能想的簡單，也是一種幸福吧。

後記

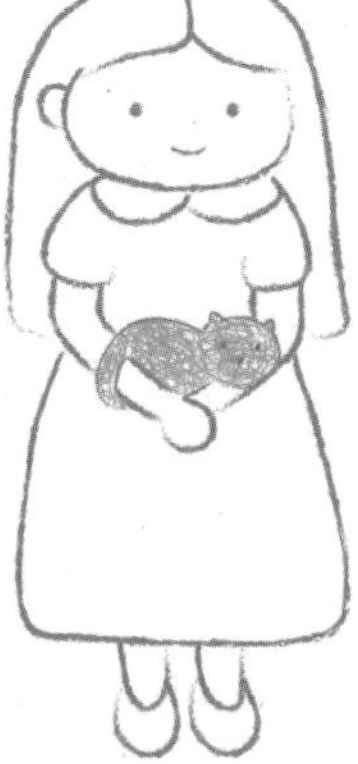

自閉症這三個字有時候會被當成罵人用的嘲笑話，每當有人比較孤僻，或不想跟團體一起行動，就會被形容成你在搞「自閉」。我從小時不時也會聽到旁人被嘲笑似的罵這個形容詞，卻從沒想過自己會是這個症狀真正的患者。

有些人知道我確診後，會問我是不是都喜歡躲起來不跟別人玩，喜歡自己一個人，但我從來都沒有躲起來過，我只是會不知道如何加入，或試著加入被排擠。

我的確需要比較長的獨處時間，但那是因為我需要時間釋放在外累積的感官刺激與壓力。不過我知道問的人沒有惡意，只是缺乏相關知識。

一開始發現自己有症狀的時候我大哭了一場，覺得這一切好不公平，我根本沒辦法選擇。當我還在自憐自艾時，我媽說了一句話，她說：「人生就像撲克牌遊戲一樣，一開始大家被發了什麼牌都是隨機的，有些人被發了一手好牌最後卻打輸了，有些人一開始拿了一手爛牌最後卻還是打贏了。」這句話讓我重新振作了起來。

的確，人生就是這樣啊！

未來會怎樣誰知道呢？

就繼續勇敢地走下去吧。

我閱讀的那幾本國外自閉症患者寫的自傳對我幫助很大，透過他們的文字我了解到自閉症不同的面向，以及作者的內心，還有我與他們的相似之處。在其中一本自傳 *Somebody Somewhere* 中，患有自閉症的作者去參觀了一間自閉症療養中心，裡面有許多患有重度自閉症的小孩。她看到一個不會說話的小女孩縮在角落，雙手摀著耳朵，旁邊有兩位照護員在餵她吃飯，但她身體不停地扭動，頭也轉來轉去，導致食物掉了滿身滿地。作者走過去跟照護員說：「讓我試試吧。」

照護員也累了，於是把食物遞給了她，並跟她說小女孩從來不願意把雙手從耳朵拿下，所以吃飯時都需要人餵。作者走到小女孩旁邊，在她小小的腿上輕輕地打了一個穩定的節奏，一邊順著節奏唱了一首歌，一遍又一遍。

小女孩漸漸把雙手從耳朵旁拿開，自己拿起碗裡的食物吃了起來。照護員在旁邊看得一臉驚訝，並問她是怎麼做到的，她回答：「我只是直覺她需要專注在一個清楚的音頻節奏上，於是就這樣子做了。」當作者再次造訪這間療養中心時剛好也是用餐時間，當時她又遇了到這位小女孩，小女孩看到她時微笑拿起手上的三明治向她揮了揮，她感到很欣慰，她知道這是小女孩在表示「我還記得妳喔」的方式。

我完全可以了解那種聽東西會把全世界的音頻都聽進去的感覺，因為我曾經也會這樣，聽東西會把對方講的話、環境音、白噪音全部同時一起沒有層次分別地聽進去。我花了非常長的時間才學會怎麼只專注在對方講話的聲音上，但偶爾突如其來的聲響還是會轉移我的注意力。我以前也不知道我原來擁有與常人不同的聽力，我以為大家都是這樣，所以不懂這需要解釋或向外尋求幫助。

像我這樣有症狀的人也是會有認知偏差，會用自身經驗與感受來看世界，進而以為一般大眾也跟我一樣。所以當我做不來許多人視為常理的事情時，我都會很自責，認為一定是因為自己不夠努力。

從小每當我媽騎摩托車載我經過平交道時，我都會很期待柵欄放下來，希望可以看到火車經過。最近我跟我媽提起這件事時，我媽問我：「妳怎麼小時候都沒跟我說？」

我有點驚訝地說：「我以為大家都愛看火車。」

有次跟先生在高雄港閒晃，看到貨櫃船在卸貨，機器手臂把貨櫃夾起、升上、轉向、再放到定點，機械讓這一切看起來好輕鬆。

我跟我先生說：「我可以看貨櫃船卸貨看一整天！」

我先生看也沒看就回我：「那有什麼好看的？」

我才發現原來不是每個人都覺得這個有趣。

我也很喜歡去機械洗車，坐在車子裡水柱從四面八方朝車子噴來的感覺很刺激。路上鋪柏油路的機器、泥作師傅把牆面砌得光滑平整、在高空懸吊擦拭玻璃的工人，這類機械式重複性高的事物都很吸引我的注意力，一直放空看著感覺可以釋放腦中的壓力。

如果我能有資源早點認識自己的症狀，就不用花費這麼龐大的時間把自己訓練成一個「正常人」，也不用苦苦逼迫自己去融入我永遠適應不了的場合。偶爾會聽到別人安慰我，他們說很多有自閉症的人都有自己很擅長的事情，有些甚至能成為該領域的佼佼者或專家。不過事實是這樣的人其實只占很小的一部分，因為大部分有症狀的人都忙著與世界搏鬥。

我認為的確大部分自閉症類群的人都有他們喜歡而且擅長的事，但多數人都花太多時間在解決感官刺激的問題，與練習當一個所謂的正常人。我熱愛藝術類的項目，像畫畫、設計、音樂、舞蹈都是我的愛，但三十多年來我花了大半的人生對抗自己，花很多時間把自己包在棉被裡安撫自己失控的情緒，還經常哭泣自責自己怎麼連話都說不好，並且還要與尋死的念頭纏鬥。

如果能早點知道，或許就可以放自己一馬，能適時尋求幫助，遠離會讓我產生高壓的場所，接受自己的弱項，並花更多時間在我喜歡的項目上。不過現在知道也不晚，總比永遠都不知道渾渾噩噩地過了一生的好。

現在我已經不再厭惡自己，儘管偶爾還是會迷惘，但比起之前不知道這一切的自己，目前的狀態已經是我有史以來最舒適、最自在的了。

我的大學好友 Sheila 跟我說，她的現任男朋友在小時候就確診高功能自閉症，不過他的家人都非常包容他。她男朋友的媽媽有受過自閉症的知識教育，在他成長的過程中他媽媽教導他社交技巧，也會為他解答因為症狀而帶來的疑惑。

教導他社交技巧主要是讓他遠離麻煩，並不會要求他要做到跟常人一般的標準。所以他雖然有症狀，但對自己很有自信，也沒有憂鬱症以及其他併發症狀。家人在他成長的過程中都讓他做自己，他很明顯怪怪的和別人不一樣，但他是百分之百被愛的。後來他透過自學學會了編寫電腦程式，現在在這個領域發展得很好。

Sheila 還跟我說了一個有趣的故事，她說她男朋友的媽媽擔心的跟她說：「就算外面天氣很冷，我怎麼樣也沒有辦法讓我兒子穿上外套。」於是 Sheila 就跟她男朋友約好，以後天氣低於十五度要穿外套，他答應了。她男朋友現在真的會在氣溫低於十五度時穿外套了，十六度還不穿，要確認低於十五度才會穿。

因為 Sheila 跟我一樣也是在比較大的時候才發現自己有自閉症特質，我們都曾經在充滿疑惑與阻礙的過程中迷迷糊糊地長大，所以很羨慕她男朋友的成長過程有這麼完善的家庭支持系統。

Sheila 說，有時候她跟朋友開心聚會完，走回家的路上會忍不住一直掉眼淚，沒有特別的原因，但她也控制不住，現在才知道原來這是感官刺激過高後引起的壓力釋放。她現在在家當自由設計接案者，她發現對她來說，能在家工作是最好的環境。

在我的觀察中，我發現所謂「正常人」的應對能力在青少年時期會突飛猛進，然後大概在出社會工作不久後就停止成長或呈現緩慢成長。我覺得我現在之所以能有看起來適當的語言應對能力，正是因為這個停滯期，我才得以像龜兔賽跑一般，照著自己的速度慢慢的把語言能力追上來。

當我在看電影和影集時，除了看劇情，我都會順便觀察劇中人的應對方式，如果我看到什麼很棒很受用的對話技巧，我甚至會按暫停再倒回去看一遍。經過日積月累，我也習得所謂正常人的應對。但我知道那不是我真實的樣貌，有時候我甚至會覺得自己在演一個正常人，而且在日常生活中演戲演太久，壓力也會在不知不覺中累積。一直不斷地否定、壓抑自己的本能反應，逼迫自己呈現常人該有的行為樣貌，累積久了也是會潰堤，有時顯現在情緒上，有時導致失眠。

過去不懂，會要求自己忍耐承受這一切，卻因此忍出病來，引發其它心理併發症狀。

現在因為相對了解自己，知道自己的臨界點，發現感官負荷過大時，我會允許自己花一陣子到幾天的時間讓自己在家什麼都不做，玩遊戲、看影集來放鬆釋放壓力，等精神力整頓好了以後再繼續面對世界。

我很喜歡動物，也很喜歡去動物園。在動物園逛的時候，告示牌會介紹動物的物種與習性，像是不同種類的猴子各自的習性與性格就差了很多。告示牌有時寫得很細，會寫著類似像這樣的資訊：「不會主動攻擊，被打擾後會離開，但在被不斷騷擾下可能會咬傷其它動物。」我有時候覺得在自閉症光譜上的人也是一種物種，有著自己喜歡的生活方式、自己的步調，在不斷被干擾糾正下也是會出現攻擊行為，在我的例子中，我攻擊的人是我自己。

我其實也不希望被貼上自閉症的標籤，畢竟當我在自己安全的小世界時，我覺得自己是正常的。研究調查中顯示，世界總人口約有1%的人患有自閉症類群障礙症，這個研究數據隨著從前只著重在重症患者身上，漸漸的往光譜外圍移動而有增加的趨勢，但人數也還是少數。這是一個少數服從多數的世界，或許被標籤是一個能稍為讓常人同理以及保護到自己的方式，當不小心冒犯到正常人，可以跟對方說：「不好意思，我並沒有這個意思，因為我有自閉症，有時候會不小心說不合時宜的話，希望你能諒解。」

畢竟現在人類世界不可能像原始大自然一樣，一個種類、一個種族各自占據一個山頭，我們都必須想辦法和樂融融的居住在一起，接受包容彼此的不同，並在自己能接受的範圍內做出退讓。

有時候我會在腦中做有趣的設想，假如今天反過來，是所謂的正常人占總人口數的1%，那是不是也可以幫他們成立一個症狀名稱，讓多數人可以理解。如果世界是這樣顛倒過來，就可以聽到自閉症症狀的人聚在一起討論剛剛那個白噪音的尖銳度，討論那些「正常人」因為患有說說的症狀又沒出席活動了，還可以開研討會研究那些正常人被他們禮貌思維困住的困境，以及該如何治療改善。

有時，我先生演奏爵士樂時會有臺下的樂手即興地上臺參與演奏，有一次來了一位有自閉症的薩克斯風手，他的父母因為不放心也跟著一起來了。演出完後我先生覺得那個人很沒禮貌，我詢問怎麼了，他說他在臺上開了一首比較冷門的歌，臺上有些樂手都沒聽過，他就說：「所以這首歌你們不行嗎？」

我先生覺得他講這句話很酸又自傲，於是他們就賭氣硬演了這首歌。

我聽完後跟他說：「可是他字面上的意思真的是在問你們這首歌是不是不行啊！是你們平常講話都不照字面上意思講，話中有話，酸人酸習慣了，聽到這樣的話才會這麼敏感啦！」

拿之前我提到的剪指甲事件來說，當我先生跟我媽說那天指甲不讓我剪完我就受不了鬧脾氣，我媽聽完露出無奈的表情搖搖頭，並跟我先生說：「幸好有你，幸好你能包容她。」一同樣的事，我先生和跟我一樣有症狀的表妹說，表妹聽完他故意不讓我把指甲剪完，睜大眼睛地看著我先生說：「你好奇怪喔！」

透過這樣的例子就可以明顯發現，這兩種族群的思維邏輯根本不在同一條線上。

在我搜尋到的資訊中提到，自閉症族群的人在戀愛中常常會碰壁，之中也只有少數人會結婚，離婚率也比一般人高，而且因為社會包容力對這個族群的人很低，所以自殺率也比常人高出了許多倍，這也解釋了為什麼這個類群的人這麼少了。社交能力差導致擇偶能力差，所以繁衍後代的能力相對低而變成了少數。或許是天擇，但世界上還留著這個基因沒被淘汰掉，一定是還有其用途。

如果沒有我先生，我應該會更迷惘吧，至少現在身旁有他可以讓我發問，有任何我看不懂的社交舉動我都能問他。最近我先生常去一間音樂酒吧，他跟裡面的店員變得很熟，我們沒事就會去坐坐。

有一次我們去看演出，其中一位樂手老師點了一杯飲料，吧檯跟老師說：「這杯一百五喔，先欠著，下次從你的演出費扣。」

離開後我問我先生：「這個一百五要怎麼還啊？」

他說：「那是吧檯在跟樂手老師表示友善啦，希望他下次再來排表演的意思，那個一百五不用還啦。」

我聽完雖然能理解但還是說：「這句話要是跟我說，我就會很困擾，會很想當場就付掉那一百五十塊，欠著真的很痛苦耶。如果他堅持不讓我付，我就會很苦惱那是不是要趕快排表演付清這筆錢？」

一般人似乎天生就懂許多事，不需要經過教導，不需要細細解釋每件事，自然就會了，就好像如同吃飯喝水走路一樣的簡單，真希望我也有這樣的能力。

可能因為我臉部表情比較少、話又不多，所以容易被誤會成很高冷、不好親近或是很高傲。但我其實是很願意交朋友的，只是常常不得其門而入，也不清楚朋友的定義，有一陣子因為遇到太多挫折，我甚至對交朋友產生了恐懼。

我到現在還是很容易把朋友嚇走，有時是因為過度熱情，有時是因為問錯問題。

有次一位新朋友說她最近找到了新工作，我就問她：「這份工作的薪水多少？」結果那次就變成我們最後一次見面。後來遇到新朋友，如果第一次見面聊天聊得不錯，我就會開始緊張下一次的見面，擔心對方遲早會看出我的真面目，發現我只是一個幌子，並沒有真的這麼會聊天。

諮商師有教導我一個小技巧，她說：「當妳有好的社交經驗時，一定要記在心裡，提醒自己其實好的經驗很多，只是不開心的事比較容易被記住，但事實上不一定如此。如果妳有害怕去應付的社交場合，就想想最糟糕的狀況可能是怎樣，如果最壞的狀況你可以接受，就會有勇氣去面對。」

我會在心中把人分類，當我認識一個人，會先觀察他的外觀、氣質、談吐，收集到一些有用的資訊後，便開始調閱腦中的過往資料，看以前有沒有認識類似的人，如果有，我會試著用過去曾用的相處方式對待眼前新認識的人。

一般來說，這個方式滿適用的，可以讓我減少一些社交困境。如果對方是我以前沒有遇過的類型，我就會在腦中幫他建立一個新的檔案夾。不過這種方式也是有失誤的時候。我在英國居住的那幾年，練就了一身與英國人應對的方式，同樣是講英文，但我去美國就有點傻住了，因為同套應對方式在美國得到的反應卻是完全不一樣。

前一陣子我遇到了不知道該怎麼結束聊天的狀況，當我很想結束話題時，或看出對方已經疲乏了，卻還是無法抽身，只好就一直講下去，圍繞在自己感興趣的主題上一直講，或變成一個記者，不斷地問對方問題。詢問我先生後，我得知原來要結束一個話題，可以簡單地表示自己想喝水或想去廁所，用這類的事情把話題斷掉就可以了。社交技巧對我來說真是一個永遠都學不完的課題。

我還是有很多奇怪的地方，比如我非常不喜歡電話鈴聲，手機永遠都是靜音，有些座機電話尖銳的聲響更是讓我害怕。除了我先生，我不喜歡跟其他家人有親密接觸，連我媽要抱我，我也覺得需要忍耐，心裡百般不舒服。

我進入一個新環境需要花很長的時間適應，觀察該如何表現才能偽裝成一份子，有時甚至只是去了一間新的舞蹈教室，我就要花上好幾堂課來適應環境，完全沒辦法專心在課堂上。

因為是圖像思考，對方在講話時，我腦中會快速地出現很多圖像。

像有次在舞蹈課，老師說腳要像日本料理師傅片生魚片一樣俐落，因為以前沒聽過這樣的說法，我就問老師：「為什麼要欺騙生魚片？」

社交時間過長，甚至只是妹妹來家裡住上幾天，我就會開始出現感官刺激過強的症狀，會有嗜睡跟宿醉的感覺。鄰居、家人、朋友沒有預告，突然地來訪我也會很焦慮。走在路上，我通常會很刻意的不直視人臉，在路上跟陌生人眼神對視讓我感到很不自在。

我還有嚴重的臉盲症，有時候一個人光是把眼鏡拿下來或換了一個髮型，我就認不出來了，以至於有時候熟人跟我在同一個空間，或與熟人擦身而過我也沒發現。

我一直都很會畫畫，但我發現我對於畫人臉有障礙，特別是沒有對照圖的狀況下我更是困擾，藝術大學畢業的我最會畫的人臉是:)。我可以在腦中描繪一個人的外型，但五官卻是一片模糊。我無法清晰地記起一個人的容貌，就連最親近的家人也沒辦法，雖然看到的時候認得出來，但若要我回想，樣貌並無法在腦中清楚地浮現，只能大概憶起一些特徵和輪廓。我也沒辦法在腦中回放自己的五官，常常看到鏡子裡的自己都會有一種「喔，原來我長這樣」的念頭。

除了用特徵認人，我還會用聲音、肢體語言與互動方式等等加以輔助，所以還算是會認人。一直以來都以為大家和我一樣，沒辦法憶起人臉，以為這是正常的，最近跟我先生聊起這件事才發現，原來大多數的人都能清晰的在腦中回想起對方的長相，沒辦法做到的人是特例。他很驚訝我連他的長相和我最愛的家貓樣貌，都沒辦法在腦中憶起。

我後來搜尋了一下資料，發現原來臉盲在自閉症族群裡是很普遍的，這和我們大腦蒐集資訊的方式不同有關。

規律的運動對我幫助很大，也是穩定情緒很好的方式。

雖然我是透過上 Salsa 課認識我先生，但我們都愛吃醋，跳 Salsa 又常常需要更換舞伴，於是婚後不久，我們就沒再去跳 Salsa 了。但我還是很喜歡舞蹈，結婚幾年後，我決定重拾小時候學過的芭蕾。芭蕾舞是一種很需要集中精神又大量消耗體力的舞蹈，每次上完課我都全身痠痛，但我很快地發現，這麼強烈的運動量對我的情緒很有幫助。

芭蕾舞有很多規則，所有的動作都是一套基本動作的延伸，很有邏輯，系統性地練習對這個類群的人頭腦有益。在芭蕾課上認識的同學都很友善，大家偶爾也會聊聊天，雖然我的社交能力不強，但我還是有社交需求，這樣邊上課邊跟同學們聊天也順勢地滿足了我大腦的社交需求。

開始練芭蕾後，多餘的精力被消耗掉了，因為症狀無緣無故心情低落、鬧脾氣的次數因而降低了許多，晚上也變得比較好入眠。察覺這個益處後，我強迫自己一定要堅持住這個運動習慣，就算有時懶惰不想上課，我也會提醒自己「這對我是一件很好的事，我很需要它」，跳著跳著到現在已經邁向第四年了。

曾經我是個完美主義者，會百般地挑剔自己，每天回到家都要反省自己的一言一行。經過這幾年的反思與症狀研究後，我意識到我的完美主義是建立在希望別人喜歡我、不再說我閒話與不再被討厭的基礎上。但想想，就算是所謂的正常人，也不保證能當個人見人愛的人，所以我釋懷了，一切盡力就好。

自閉症是跟隨一輩子的身心障礙，不是病。

以前在我認為這一切都跟我無關時，我也曾跟大多數人一樣，分不清楚病和障礙的差別。大多數的病都可以靠藥物治療，但障礙只能靠自身與他人的同理、接納而得到改善。自閉症沒有藥物可以治療，就算就診時有開藥，所有的藥物都是用於治療自閉症族群在適應社會的過程中所衍生的身心狀況。

有些探討自閉症的學術資料會討論發明治療自閉症藥物的必要性，但思維邏輯不同就必須透過治療改變成所謂正常的樣貌，這真的是一個比較好的選擇嗎？就像性取向是天生的，不能靠藥物改變，這個族群裡的人也是一樣。

我的自學能力很強，可以靠強烈的觀察力和學習能力學會做網站、電腦編碼、剪頭髮、裝潢房子等等。當某件事引起我的興趣，我通常會非常執著投入研究，就算是一件很複雜的事，我都願意花時間把它弄懂，這些看似艱深的事對我來說遠遠比社交來得容易。雖然天生少了溝通能力跟一些常人該有的常識，但我的頭腦把我缺失的部分拿去補足在其他方面上，我想概念就類似「你把時間花在什麼事物上，你就收獲什麼」。

有些親友在聽到我的狀況後，會刻意做出一些舉動來訓練我，認為這樣子會對我有幫助，比如不照規則做事，或者把事物的順序顛倒放置。但這些對我來說一點用也沒有，只會造成我更大的困擾與更強烈的自卑心，甚至還有不被尊重的感覺。除非那位人士打從心裡想要改變，否則任何單方面的訓練跟要求，強迫把任何人塞回所謂正常的框架，都只會造成對方內心越來越畏縮、逃避、壓抑或就此關起心房。

我很難即刻表達自己的感覺，特別是當我被說了閒話或被不友善的方式對待，頭腦就會呈現一片空白，也沒辦法釐清自己內心的感受。以前如果出現這樣的狀況，特別是在家裡安全的環境，我通常就是直接情緒爆發，像小孩一樣哭到泣不成聲，一把鼻涕一把眼淚。

現在我會在情緒快要上來之前先要求自己儘量冷靜，想一下情緒反應是症狀造成的，還是真的有必要。想不通時我也會要求自己要忍耐，先詢問我先生。因為比較了解自己了，現在就算有情緒，比如害怕、焦慮或生氣，我也可以帶著情緒把該做的事情先做完，儘量不讓情緒反過來控制我。

有一次爺爺因為膽結石加上長期缺鈣脊椎骨折，動了大手術，當時躺在床上情況不太好，精神狀態也很差，我擔心的特別從臺北回到高雄看他。我爸當時因為新冠疫情不方便回來看爺爺，於是我抵達時打了一通視訊電話給我爸，順便讓他從遠端看看爺爺。

電話一接通，我爸馬上說：「妳回去看爺爺喔，妳真的好棒喔！妳真的太棒了！」然後同樣的話，反覆了好幾遍。

我聽完後愣了一下，心中感覺怪怪的，但形容不出來那個怪怪的感覺是什麼。

於是我憋了一個禮拜回到臺北後，才跟我先生提了這件事。

我問他：「為什麼我爸對我這樣說，我會覺得不舒服？」

聽完他皺了皺眉頭說：「妳爸怎麼用直銷那套激勵法在對妳？」

我聽完才恍然大悟之前想不通的點在哪裡，現在知道我爸說的這些話也只是模仿來的，因為症狀的關係，他自己也分不清什麼樣的話在什麼時候適用，所以我也就不怪他了。

我認為我們這個類群的人不是永遠都駐足不前的，透過大量的觀察和足夠的相關知識，許多因為症狀引起的行為問題還是得以改善。雖然社交上的理解與感知能力比較弱，但經過學習跟時間的推移，以前曾經想不通與不理解的事還是有機會想開的。

我國高中在廣州上下學都是搭計程車。有一天早上，我一如往常搭上了計程車，那輛車的司機感覺心情很不好，一臉疲倦，是一種不得不為生計耗損健康的狀態。啟程不久後車突然被交警攔了下來，司機搖下車窗，我看到交警的眼神有點猶豫，他停頓了一下結巴地說：「你的車跨越了雙黃線要開罰單。」司機不停地請求，說他沒有，還拜託我跟交警說明，他說他車子都是開在線內絕對沒有越線。

我當時直覺這位交警是為了交差或業績而刻意抓一個沒做錯事的替死鬼，但因為我一直低著頭沒看路，其實也不知道到底發生了什麼事。之後交警跟我對到眼後，明顯心虛地等我開口說話，我卻只冷冷地說：「我不知道，我沒看到。」

快速把車錢付了就下車準備攔另一輛計程車，一心只想趕快到學校。當時那位司機投了一付對我失望到極點的眼神，一直到多年後我才理解，如果我當時能幫他多說一句話，或許他那陣子就不需要做白工了，現在想起這件事還是會覺得很愧疚。類似這樣的事很多，以前不理解的事終於理解時，對自己曾經的作為而失望的感覺襲擊而來，這一路被我的無感傷害過的人一定不計其數，有時真希望時間可以倒轉，讓我把事情導正。

在我很小的時候，還沒有被各種框架約束之前，我也曾經很快樂，對自己很有自信。當小朋友們已經在攀比誰的芭比娃娃比較漂亮，誰家的房子比較大，誰有多少電動玩具的時候，我一點也不在意，我只想騎著我奶奶的淑女腳踏車，一遍又一遍的在斜坡上上下下地來回，感受風拂過我的身軀。下雨天被我不小心踢到屁股而往前跳了一步的小青蛙、被我轉彎的車嚇到肚子抽了一下的鴿子，這些生活上小小有趣的事反而更加讓我快樂。

小時候家裡還缺錢時，媽媽為了貼補家用去美髮店打工，我當時還沒上幼稚園，也沒辦法放我一個人在家裡，於是媽媽都會帶著我到店裡一起上班。

有一天下暴雨，馬路嚴重淹水，我媽還是得去工作，於是帶著我艱難地涉水到髮廊。我媽憶起這件事的時候都說當時真的好辛苦，讓我跟著吃苦很不好意思。但同樣的事情在我的印象中卻是開心的。我記得當時水淹到我的大腿，我身上穿著雨衣，拉著媽媽的手，她撐著傘，小小的我必須提起大腿踩著水前進，雖然全身濕透了，但我覺得很好玩，偶而還有落葉從水上漂過，沿路都覺得新奇有趣。到了髮廊，阿姨們拿來毛巾把我團團圍住，將我放在椅子上用吹風機把我吹乾，她們好像很在乎我。我雖然不記得那些阿姨的長相了，但至今都還記得吹風機溫暖的風吹在身上的感覺。

現在的我還是不夠在意許多應該在意的事，但在被世界洗禮了一圈之後，也不免變得綁手綁腳，頭腦也變得很忙碌，有好多事情需要注意，好多禮節要遵守。

保有自己不是一件容易的事，但我想不管有症狀與否，這應該是許多人都需要面對的課題。

提筆寫這本書並不容易，我必須去回想那些已經被我埋藏在心裡深處的回憶，挖開已經結痂的傷痕，以及重新提起許多已經放下的傷痛。把家裡的事血淋淋地攤在陽光下需要很大的勇氣，也會擔心家人的觀感。我曾經猶豫了一段時間，但最終決定能儘量開誠布公地道出事件的細節是有必要的，這樣才能充分表達有症狀的家庭卻不自知的苦，也能讓大眾更理解我們這個類群的人的頭腦思維。

我並不能代表這個症狀的所有人，這個類群的人是形形色色的，有各式各樣的個性與故事。有些嚴重一點的人也許有語言障礙，或者不能自理生活，有些卻因為專注力特別強而成為了某個領域的菁英，我的人生只是當中的其中一個面向。

我認為我也有口語上的障礙，口說的語言能力相對弱，講話慢慢的，頓點也很多。我的臨場反應也很慢，說話被反駁時，通常就會愣住不知道該接些什麼，然後這件事會在我腦裡旋繞很多天，往往當我終於想到該如何解釋時也沒有人想聽了。

不過語言並不是只能用說的，用寫的也是一種表達方式，也是我比較擅長的。希望我寫的這本書可以幫助到某個跟我有一樣症狀卻還不自知的人，就算只能讓一個人少受點苦，多點被理解包容，或從深淵中爬起來一些就足夠了，也希望能藉此讓社會大眾看到這個症狀更多元的面相。

雖然我跟我先生感情不錯，也很感激我生命中出現了一位能了解我的人，但我們還是存在著代溝。有時候我問他一些問題，他還是會下意識地以為我在質疑他，需要經過一番爭執與流淚後，他才能明白我是真的不理解才提問。雖然媽媽也是有花心思在理解我，但偶爾跟媽媽吵架她也會爆出「最好我也去得個自閉症啦」之類的言論。

我想，自閉症族群的人跟常人和平相處的路還是會很艱難，要達到完全彼此了解應該不是很容易。要時時刻刻講出對的話真的不簡單，有時候講了不好聽的真話又會傷害到人，平衡不好拿捏。不過話說回來，我想症狀內的人雖然更能理解彼此的思考邏輯，但也不見得能保證彼此和樂融融地相處，畢竟就連我也曾經被老爸講出來的「真話」刺過心肝。所以這個問題應該是個大哉問，沒有完美的答案，但如果常人能拿出願意理解的誠意，有症狀的人對自己有足夠的認知，就是踏出彼此了解的第一步了。

我媽曾經問過我：「為什麼要我們正常人來了解你們，而不是你們這個族群來了解我們？」我當一時語塞沒有回應，只覺得心裡悶悶的。

現在如果再讓我遇到相同的問題我會說：「對我來說，我已經花了一輩子在研究你們，如果你們願意花點時間來了解我們，我會很開心。」

從我小時候到現在的這三十幾年，我目睹了世界的成長，從膚色平等、女權進步到性別包容，雖然都還有加強的空間，但這一切讓我相信世界是可以接受更多元的樣貌。

在我的搜尋研究中，我找到了一系列 Tony Attwood 醫生的影片，他是一位精神科醫師，專攻自閉症。當年他在一間精神科醫院當實習醫生，那時還不確定自己要專攻哪個領域。

有一天，他陪一群有各種症狀的小孩在醫院草皮上玩，他自己一個人坐在鞦韆上思考事情，突然他感覺到他的背被一雙小手推著，他轉頭一看，是一個不會說話的自閉症小孩在推他，小孩想要幫他推動鞦韆。他當下覺得很感動，他發現雖然這個小孩不會說話，但是小孩用他的方式和他交流著。

在那一刻，他決定奉獻一生研究自閉症。在其中一個影片裡他會診了一位有自閉症的小女孩，他跟她說：「妳有別人沒有的超能力，這是一份禮物，妳能注意到別人注意不到的小細節，這是非常厲害、特別的喔。」看到這邊我不禁會心一笑，小時候獨自在玩的時候，我也曾經幻想過自己擁有超能力，沒想到現在真的證實了這件事。

擁有一個與常人思維不同的大腦好像也滿酷的。雖然我還不知道能拿這份超能力做些甚麼，但或許知道了，就已經是一個起步。

剛開始求診時，精神科醫師問我為什麼想要診斷自閉症，我說：「因為這會影響我選擇未來要不要生小孩，如果確定我有這個症狀的話，就會選擇不生，我不想讓後代跟我有同樣不悅的遭遇。」

醫生回答：「可是很多症狀都會遺傳啊，比如憂鬱症、焦慮症、躁鬱症，這些都會遺傳，而且要如何定義基因的好壞呢？很多時候世界上最厲害的發明家和偉人都是帶有各種症狀的，很有可能正是因為這些症狀，他們才能用平常人看不到的角度來看這個世界，為世界帶來新的觀點。」

醫生的這番話點醒了我，其實沒有怎麼樣的基因是所謂最正常或最優秀的，生命會自己找到出路。

在寫這本書的同時我也懷上了寶寶，雖然目前懷孕不適的反應很大，每天都吐到有點厭世，食不下嚥，但我還是很期待與孩子相見的那天。

我曾經很害怕有小孩，不希望我的孩子遺傳到我的基因，承受我曾經受過的痛苦。但在經歷過這段自閉症研究之旅之後，我不再恐懼了。我與先生現在都擁有足夠的相關知識，不管這個孩子有沒有遺傳到我的症狀，相信我們都能好好地輔佐他成長。

參考文獻

- Williams, D.（1994）. *Somebody Somewhere: Breaking Free from the World of Autism*. New York: Times Book.
- Robinson, J.E.（2011）. *Look Me in the Eye: My Life with Asperger’ s*. Sydney: Penguin Random House Australia.
- Higashida, N.（2013）. *The reason I jump: the inner voice of a thirteen-year-old boy with autism*. New York: Random House.
- Attwood, T.（2007）. *The complete guide to Asperger’ s syndrome*. London:Jessica Kingsley Publishers.
- Schovanec, J.（2014）《我只是在不同的道路上：一位懂多國語言的自閉症學者，最扎心的真實告白》（馬向陽譯）。臺北：大田。（原著出版於 2012）
- 陳豐偉（2018）。《我與世界格格不入：成人的亞斯覺醒》臺北：小貓流文化。

特別感謝

在書的最後，我想要特別感謝我先生，周泰明，我一生的摯愛，沒有你就不會有這本書，謝謝你對我的理解與包容，並在我診斷的路上全程支持陪伴。

國家圖書館出版品預行編目資料

原來我有自閉症／鍾昀芝著.　--初版.--臺中市：白象文化事業有限公司，2023.02
　面；　公分
ISBN 978-626-7189-67-2（平裝）
1.CST: 自閉症 2.CST: 通俗作品

415.988　　111016983

原來我有自閉症

作　　者　鍾昀芝
校　　對　鍾昀芝、林金郎
封面插畫　鍾昀芝
發 行 人　張輝潭
出版發行　白象文化事業有限公司
　412台中市大里區科技路1號8樓之2（台中軟體園區）
　出版專線：（04）2496-5995　傳真：（04）2496-9901
　401台中市東區和平街228巷44號（經銷部）
　購書專線：（04）2220-8589　傳真：（04）2220-8505
出版編印　林榮威、陳逸儒、黃麗穎、水邊、陳媁婷、李婕
設計創意　張禮南、何佳諠
經紀企劃　張輝潭、徐錦淳、廖書湘
經銷推廣　李莉吟、莊博亞、劉育姍、林政泓
行銷宣傳　黃姿虹、沈若瑜
營運管理　林金郎、曾千熏
印　　刷　基盛印刷工場
初版一刷　2023 年 02 月
定　　價　350 元